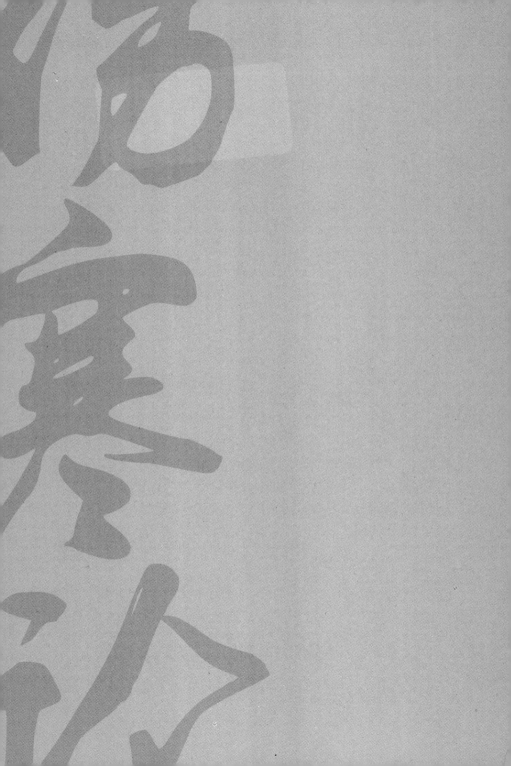

中医内科与《伤寒论》经方速查

ZHONGYI NEIKE YU SHANGHANLUN JINGFANG SUCHA

史建钢　史靖千　史晓璇　编著

甘肃科学技术出版社

图书在版编目（CIP）数据

中医内科与《伤寒论》经方速查 / 史建钢，史靖千，史晓璇编著. -- 兰州：甘肃科学技术出版社，2023.4
（2023.9重印）
ISBN 978-7-5424-3057-1

Ⅰ.①中… Ⅱ.①史…②史…③史… Ⅲ.①中医内
科 - 常见病 - 诊疗②《伤寒论》- 经方 Ⅳ.①R25
②R222.26

中国国家版本馆CIP数据核字（2023）第053348号

中医内科与《伤寒论》经方速查

史建钢　史靖千　史晓璇　编著

责任编辑　陈学祥
封面设计　麦朵设计

出　版　甘肃科学技术出版社
社　址　兰州市城关区曹家巷1号　730030
电　话　0931-2131572（编辑部）　0931-8773237（发行部）

发　行　甘肃科学技术出版社　　印　刷　三河市铭诚印务有限公司
开　本　880毫米×1230毫米 1/32　印　张　8　插页 2　字数 213千
版　次　2023年4月第1版
印　次　2023年9月第2次印刷
印　数　3001~4050
书　号　ISBN 978-7-5424-3057-1　　定　价　82.00元

作者简介

史建钢,主任医师,甘肃省名中医,现任兰州现代中医药研究所所长、兰州中医脑病康复医院院长。先后兼任中华中医药学会脑病分会常委,甘肃省中医药学会常务理事,甘肃省中医药师承教育工作指导老师,兰州中医药学会副会长、脑病与康复专业委员会主任委员、中西医结合神经与精神康复专业委员会常务副主任,兰州市精神卫生专家库专家。甘肃省和兰州市精神残疾人及亲友协会主席、兰州市残疾人联合会副主席、甘肃省残疾人基金会副理事长。自1992年山西中医学院毕业,一直从事中医药研究与临床应用,发明治疗癫痫、抽动症的活血定痫、天麻熄风胶囊,治疗脑瘫、痴呆的补肾健脑胶囊,治疗脑梗死的活血复元胶囊和治疗精神病的安神解郁胶囊;并获得4项国家发明专利,多项科研成果获得省市奖励和表彰。编辑出版《中医临床速查》《常见脑病中西医结合治疗》和《中医儿科临床速查》3本专著,发表专业论文30多篇。

史靖千,就读于河西学院医学院中医系,出生于中医世家,自幼受中医文化熏陶,喜欢国画和中医,勤奋好学,立志学古今中医、传承创新、悬壶济世、造福苍生。

　　史晓璇,出生于中医世家,自幼喜欢生物医药,兰州大学药学专业毕业,就职于兰州现代中医药研究所、兰州中医脑病康复医院,从事中医药研究工作。创办甘肃利于病药业有限公司,立志以苦口良药济世救人。

序

　　祖国医学,博大精深。吾辈学子,勤求古训,传承创新,非锲而不舍,难达高峰。然,日月如梭,光阴荏苒,尤其当今,工作学习,快如驹隙。因此,学医业医,应以勤补拙,更要善于巧学巧记,以巧胜拙。历代前贤为中医方便普及,便于掌握,也多有将深奥医经、方药、脉法等编成辞赋、歌诀,以便记诵;或以“便读”“便览”“速记法”等形式激发学者之兴趣与记忆效果。如晋代葛洪《肘后备急方》、唐代孙思邈《备急千金要方》等,简明易学,对症选方;当代也有《临床手册》《临症指南》之类,以为学医业医者临床辨证之准绳。但,这些书籍,因其年代久远,有欠简要等弊。汉·张仲景著《伤寒杂病论》可谓是理法方药兼备,运用得当,效如桴鼓。因此,明清后张仲景被尊为医圣。但《伤寒论》编写方式是以方讲证,犹如拿着钥匙去找锁子,对于精通《伤寒论》的医者或可运用自如。对于初上临床的医者看到的是锁子(病症),需要找钥匙(处方)打开锁子。故对当今年轻医生,也不尽合宜。

　　青年才俊史靖千,有感于自己及当前年轻医学生的困惑,将自己学习《中医内科学》《伤寒论》的体会心得,编成《中医内科与〈伤寒论〉经方速查》一书,以为学医业医者临诊之备急。

　　史靖千,出生于中医世家,自幼受中医文化熏陶,喜欢国画与中医,立志学古今中医,传承创新,悬壶济世,造福苍生。现就读于河西学院医学院中医系,在校勤奋好学,善于思考总结,以其对《中医内科学》和《伤寒论》学习感悟,找到了两者结合的方法,不仅简便易学易记,更增加了临床的选择与便捷。河西学院对学生创业创新的要求,如发表论文、发明专利、编写书籍等都可以促进学生边学习边思考、边学习边实践,更能促进学生早日成才。祖国医学传承创新后继有人,古今相合造福苍生,是为序。

2022 年 10 月于金城

前　　言

　　作为即将毕业走上临床的一名医学生，既有满怀治病救人的憧憬，也有对如何把所学运用到临床的困惑。中医临床不仅有分型辨证施治的复杂性，更由于前贤著述的多样性，必定会让初上临床者无所适从。我的指导老师讲他在临床中运用《伤寒论》经方效果显著，建议我多学习《伤寒论》。我初看时感觉一头雾水，我们的中医学教材中涉及《伤寒论》内容不多，同样的病症同样的病机，但处方用药却不一样，我不知道该选用哪个？再三学习《伤寒论》后，厘清了头绪，想着还有和我一样的同学，可能多有这样的困惑，于是产生了以《中医内科学》为基础，把《伤寒论》经典方证对应加入，以方便临床对《伤寒论》经方的学习应用。故为本书取名《中医内科与〈伤寒论〉经方速查》。

　　全书共分五个章节。第一章中医治肺病重在"宣畅气机"，包括感冒、咳嗽、哮病、喘证、肺痨、肺痈、肺胀、肺痿。第二章中医治心脑病重在"调理"，包括心悸、胸痹、头痛、眩晕、中风、痉证、厥证、痫证、癫狂、郁病、不寐、痴呆、脑瘫、多动症、抽动症、颤证、痿症。第三章中医治消化道疾病"以通为补"，包括痞满、呃逆、呕吐、噎膈、胃痛、腹痛、胁痛、黄疸、积聚、鼓胀、泄泻、痢疾、霍乱。第四章中医治内分泌、泌尿系统疾病要在"养利"，包括消渴、瘿病、淋证、水肿、癃闭。第五章杂病治需"霸王道杂之"——中医杂病治疗多样，不拘一端。包括腰痛、痹症、虚劳、血证、痰饮、癌症、自汗盗汗、内伤发热、风湿疹、疱疹。

　　本书在选题编写及整理过程中，得到了兰州现代中医院研究所所长、兰州中医脑病康复医院院长、甘肃省名中医史建钢主任医师的指导和帮助，在组方药理与现代临床应用中，得到了甘肃利于病药业公司史晓璇的参与和帮助。本书编写中借鉴了《中医临床速查》和《伤寒论选读》等书籍的精华，更可喜的是甘肃省卫健委副主任、甘肃省中医药管理局局长刘伯荣先生为本书欣然题序。在此向各位编者、老师致以崇高的敬意和感谢。由于时间和本人学识所限，编写错误与不足之处请各位同仁指正。

史靖千

2022 年 10 月于甘州

目　　录

第一章 中医治肺病重在"宣畅气机"

肺为华盖,主气、司呼吸、主宣发、主肃降、通调水道。肺之病最初原因多为肺气不宣,肺气不宣则聚湿成痰,痰气相搏则发咳嗽、哮证、喘证;痰郁化热则发为肺痈,痰热伤阴又形成肺痨;病久损伤正气则虚实夹杂而为肺胀;气阴久虚必致肺痿。所以治肺病过程中始终贯穿"宣肺"这一宗旨。

感 冒

感冒是感受触冒风邪所导致的常见外感疾病。临床以鼻塞、流涕、喷嚏、咳嗽、头痛、恶寒、发热、全身不适等为其特征。现代西医学归为上呼吸道感染。

一、类证鉴别

本病当注意与某些温病早期相鉴别。感冒一般病情轻微,发热不高或不发热,病势少有传变,服解表药后多能汗出热退,病程较短;风温肺病其病情较重,咳嗽较甚,或咳到胸痛,甚或咳铁锈色痰,必有发热,甚至高热寒战,服解表药后热虽暂减,但旋即又起,多有传变。

二、分型施治

感冒邪在肺中,属于表证。治疗宜区分风寒、风热和暑湿兼夹证。风寒治宜辛温发汗,风热治宜辛凉解表,暑湿杂感者又当清暑祛湿解表。虚性感冒则应扶正解表并施。所以治疗感冒应分虚实再分寒热。

（一）实

1.风寒证

风寒感冒恶寒重，发热轻，无汗，头痛，关节酸疼，鼻塞声重，流清涕，咳嗽，痰稀薄白，口不渴或渴喜热饮，舌苔薄白而润，脉浮或浮紧。

治疗原则：辛温解表。

处方用药：荆防败毒散。荆芥 5g、防风 5g、生姜 5g、柴胡 5g、薄荷 5g、川芎 5g、桔梗 5g、枳壳 5g、茯苓 5g、甘草 5g、独活 5g、羌活 5g。本方以荆芥、防风、生姜辛温散寒；柴胡、薄荷解表退热；川芎活血散风以治头痛；桔梗、枳壳、茯苓、甘草宣肺理气，化痰止咳；羌活、独活祛风散寒，兼能除湿，为治肢体酸痛之要药。如表寒重者，可配麻黄、桂枝以加强辛散之力。

2.风热证

风热感冒的症状为身热著，微恶风，汗不畅，头胀痛、咳嗽，痰黏或黄，咽燥，咽红痛，流黄涕，口渴欲饮，舌苔薄白微黄，边尖红，脉浮数。

治疗原则：辛凉解表。

处方用药：银翘散。银花 9g、连翘 9g、荆芥穗 5g、豆豉 5g、薄荷 6g、牛蒡子 9g、桔梗 6g、甘草 5g、竹叶 4g、芦根 6g。君药：银花、连翘既有辛凉透邪清热之效，又有芳香辟秽解毒之功。臣药有四：一是辛温的荆芥穗、淡豆豉，二是辛凉散热的薄荷、牛蒡子助君药开皮毛而逐邪。佐使药：桔梗宣肺利咽，甘草清热解毒，竹叶清上焦热，芦根清热生津。

3.暑热证

暑湿感冒主要症状有：身热，微恶风，汗少，肢体酸重或疼痛，咳嗽痰黏，心烦口渴，渴不多饮，胸闷，头闷痛，头重眩晕，舌苔黄腻，脉濡数。

治疗原则:清暑祛湿解表。

处方用药:新加香薷饮。香薷、厚朴、银花、连翘、扁豆。方中银花、连翘清解暑热,香薷发汗解表,厚朴、扁豆化湿和中。①暑热偏盛可加黄连、青蒿、鲜荷叶、芦根清暑泄热。②湿困卫表加豆卷、藿香、佩兰芳化宣表。③里湿偏重加苍术、白蔻仁、半夏、陈皮和中化湿。④小便短赤加六一散、茯苓清利湿热。

(二)虚

1.气虚感冒

气虚感冒属卫气不固,外感风寒,主要表现有恶寒重,发热,无汗,乏力,咯痰无力,舌苔淡白,脉浮无力。

治疗原则:益气解表。

处方用药:参苏饮。人参、苏叶、葛根、前胡、半夏、茯苓、陈皮、甘草、桔梗、枳壳、木香、姜片、大枣。方中用人参、甘草、茯苓补气以祛邪;半夏、枳壳、桔梗宣肺理气,化痰止咳;陈皮、木香理气和中。

若平素表虚自汗,易受风邪者,可用玉屏风散。防风 15g、黄芪 20g、白术 30g,以黄芪益气固表为君药;白术健脾益气,助黄芪以加强益气固表为臣药;以防风走表祛风并御风邪作使药。

2.阴虚感冒

阴虚感冒由于阴津素亏,外感风热,津液不能作汗透邪而身热少汗,心烦口渴,舌红少苔,脉细数。

治疗原则:滋阴解表。

处方用药:加减葳蕤汤。葳蕤 9g、葱白 6g、豆豉 9g、薄荷 5g、桔梗 5g、白薇 3g、甘草 2g、红枣 2 枚。君药:葳蕤(玉竹)滋阴益液而资汗源,润肺燥;臣药:葱白、豆豉、薄荷、桔梗解表宣肺,止咳利咽;佐药:白薇凉血清热而除烦渴,甘草、红枣甘润滋脾。

感冒用药多为辛香发散之品,不宜久煎,趁热服用以鼓汗出,服后避免汗出复感。并多饮水,适当休息。

三、《伤寒论》经方选用

（一）伤寒表实证

1.麻黄汤证

太阳病，头痛发热，身疼腰痛，骨节酸痛，恶寒，无汗而喘者，麻黄汤主之。

麻黄汤方：麻黄三两（去节），桂枝二两（去皮），炙甘草一两，杏仁七十个（去皮尖）。上四味，以水九升，先煮麻黄，减二升，去上沫；内诸药，煮取二升半，去渣，温服八合，覆取微似汗。

方解：麻黄汤方由麻黄、桂枝、杏仁、炙甘草组成。方中麻黄为主药，微苦辛温，发汗解表，宣肺平喘。桂枝辛甘温，解肌祛风，助麻黄发汗。杏仁宣肺降气，助麻黄平喘。炙甘草微温，一者调和诸药；二者缓解麻桂之性，防止过汗伤正。

现代临床麻黄汤多用于呼吸道疾病，如上呼吸道感染、急性支气管炎、支气管哮喘之外，还广泛用于无汗症、关节炎、心律失常、肾病综合征、腹水。

附：麻黄汤禁例

咽喉干燥者，不可发汗；淋家，不可发汗，发汗必便血；疮家，虽身疼痛，不可发汗，汗者必痉；衄家，不可发汗，汗出必额上陷脉急紧，直视不能眴，不得眠；亡血家，不可汗，发汗者。寒慄而振；汗家，重发汗，必恍惚心乱，小便后阴痛；病人有寒，复发汗，胃中冷，必吐虫。总之，实人伤寒发其汗，虚人伤寒建其中。

2.兼证变证

（1）葛根汤证

太阳病，项背强几几，无汗恶风，葛根汤主之。

葛根汤方：葛根四两，麻黄三两（去节），桂枝二两（去皮），芍药二两，炙甘草二两，大枣十枚（掰），生姜三两（切）。上七味，以水一斗，先煮麻黄、葛根，减二升，去上沫；内诸药，煮取三升，去渣，温服一升，覆取微似汗，余如桂枝汤将息及禁忌。诸汤皆仿此。

方解：葛根汤由桂枝汤减去桂、芍用量加葛根、麻黄而成，方中葛根为主药生津液，舒经脉；桂枝汤减桂、芍而加麻黄者，一则解肌发表、调和营卫，再则欲其发汗解表，以治恶风无汗之表实，本方既有发汗生津，又无麻黄汤过汗之忧，且方中芍药、生姜、大枣、炙甘草又可补阴养血，助津液生发之源。

葛根汤现代应用多个系统，多个病种，包括流行性感冒、急性支气管炎、肺炎、过敏性鼻炎、慢性副鼻窦炎，痢疾、肠炎、胃肠型感冒，颈椎病、肩周炎，周围面神经麻痹、各类神经性疼痛、纤维性肌痛、紧张性头痛，急性腰扭伤、踝关节扭伤、腰肌劳损等。

（2）葛根汤证与葛根半夏汤证

太阳与阳明合病者，必自下利，葛根汤主之。太阳与阳明合病，不下利但呕者，葛根加半夏汤主之。

葛根加半夏汤方：葛根四两，麻黄三两（去节），炙甘草二两，芍药二两，桂枝二两（去皮），半夏半升（洗），生姜二两（切），大枣十二枚（掰）。上八味，以水一斗，先煮葛根、麻黄，减二升，去上沫；内诸药，取三升，温服一升，覆取微似汗。

临床常见的肠胃炎，胃肠型普通感冒及胃肠型流行性感冒，常出现下痢、恶心、呕吐等症状，这些症状或同时出现或先后出现。在临床中可选择使用葛根汤或葛根加半夏汤。

（3）大青龙汤证

太阳中风，脉浮紧，发热恶寒，身疼痛。不出汗而烦躁者，大青龙汤主之。若脉微弱，汗出恶风者，不可服之。服之则厥逆，筋惕肉瞤，此为逆也。

大青龙汤方：麻黄六两（去节），桂枝二两（去皮），炙甘草二两，杏仁四十枚（去皮尖），生姜三两（切），大枣十枚（掰），石膏如鸡子大（碎）。上七味，以水九升，先煮麻黄，减二升，去上沫；内诸药，煮取三升，去渣，温服一升，取微似汗。汗出多者，温粉粉之。一服汗者，停后服，如后服汗多亡阳遂虚，恶风烦躁，不得眠

也。

伤寒脉浮缓,身不疼但重,乍有轻时,无少阴证者,大青龙汤发之。

方解:大青龙汤由麻黄汤倍用麻黄,减杏仁剂量,加石膏、姜、枣而成,方中麻黄六两,较麻黄汤增加一倍,故为发汗重剂。重用麻黄,佐桂枝、生姜辛温发汗,外散风寒,以开驱邪之路;加石膏辛寒,以清郁闭之热,使郁热除则烦躁止;炙甘草、大枣和中以滋汗源。诸药合之,既能发汗解表,又可清热除烦,为表里双解之剂。药后当以汗出表解而效,犹如龙升雨降,郁热顿除之意,故名大青龙汤。

大青龙汤可用于流感发热、支气管哮喘、慢性支气管炎合并感染,汗腺闭塞症、荨麻疹、痤疮等疾病,以外有表寒、里有郁热为辨证要点。

(4)小青龙汤证

伤寒表不解,心下(胃脘部)有水气,干呕,发热而咳,或渴,或利,或噎,或小便不利,少腹满,或喘者,小青龙汤主之。

小青龙汤方:麻黄(去节),芍药、细辛、干姜、桂枝(去皮)、炙甘草各三两,五味子半升,半夏半升(洗)。上八味,以水一斗,先煮麻黄,减二升,去上沫;内诸药,煮取三升,去渣,温服一升。若渴,去半夏,加瓜蒌根三两;若噎者,去麻黄,加炮附子一枚;若小便不利,少腹满者,去麻黄,加茯苓四两;若喘,去麻黄,加杏仁半升(去皮尖)。

心下有水气,咳而微喘,发热不渴。服汤已渴者,此寒去欲解也。小青龙汤主之。

方解:小青龙汤,由麻黄汤桂枝汤合方去杏仁、生姜,加干姜、细辛、半夏、五味子而成。方中麻黄发汗、平喘、利水,配桂枝则增强通阳宣散之力;芍药与桂枝配伍调和营卫;干姜大辛、大热,合细辛性温,散寒温肺,化痰涤饮;五味子味酸性温,敛肺止咳;半夏味辛性温,降逆止呕,燥湿祛痰;炙甘草调和诸药。本方为解表蠲饮、表里双解之剂。

小青龙汤可用于呼吸系统疾病,如慢性支气管炎、肺气肿、肺心病、咳嗽变异性哮喘、支气管哮喘、支气管炎、支气管肺炎、大叶性肺炎、结核性胸膜炎、慢性鼻炎,也可用于水邪内停引起的胃病、肠易激综合征、类风湿性关节炎、红斑狼疮及其他过敏性疾病。

(二)中风表虚证

1.桂枝汤证

太阳中风,阳浮而阴弱,阳浮者,热自发,阴弱者,汗自出,啬啬恶寒,淅淅恶风,翕翕发热,鼻鸣,干呕者,桂枝汤主之。

桂枝汤方:桂枝三两(去皮),芍药三两,炙甘草二两,大枣十二枚(掰),生姜三两(切)。上五味,以水七升,微火煮取三升,去渣,适寒温,服一升,服已须臾,喝热稀粥一升余,以助药力。温覆令一时许,遍身微似有汗,更服依前法。又不汗,后服小促其间。半日许,令三服尽。若病重者,一日一夜服。周时(24 小时)又见之。服一剂尽,病证尤在者,更作服。若汗不出,乃服至二三剂。禁忌生冷、黏滑、肉面、五辛(小蒜、大蒜、韭菜、蒜薹、胡荽)、酸辣、臭恶等物。

太阳病,头痛、发热、汗出、恶风,桂枝汤主之。太阳病,发热汗出者,此为荣弱卫强。固使汗出,欲解风邪者,宜桂枝汤。

方解:桂枝汤为治疗太阳中风证的主方。方中桂枝辛温,解肌祛风,温通卫阳,以散卫分之邪。芍药酸苦微寒,敛阴而和营。桂枝配芍药,一散一收,一开一合,于发汗之中寓有敛汗之意,于和阴之中又有调卫之功。生姜辛散止呕,佐桂枝发散风寒以解肌。大枣甘平补中,助芍药益阴而和营。桂芍相配,姜枣相得,顾及表里阴阳,和调卫气营血。炙甘草甘平,不唯调和诸药,且配桂、姜辛甘化阳以助卫气,伍芍、枣酸甘化阴以滋阴营。五药相合,共奏解肌祛风、调和营卫、敛阴和阳之效。本方用药精当,配伍严谨,发汗而不伤正,止汗而不留邪,故为治疗太阳中风证的对症之方。

因为桂枝汤配合得宜,功用广泛,故既可用于太阳中风证,又可化裁施治于因误治失治的各种变证及杂病,所以后世尊为"群方之魁"。

桂枝汤可用于感冒、呼吸道炎症、胃炎、消化性溃疡、慢性肠炎、心律不齐、痛经、冻疮、慢性疲劳综合征、过敏性鼻炎等属卫强营弱,营卫失调,或阴阳脾胃不和者。

2.桂枝汤禁例

桂枝本为解肌,若其人脉浮紧,发热汗不出者,不可与之也。当须识此,勿令误也。若酒客病,不可与桂枝汤,得之则呕,以酒客不喜甘故也。

3.兼证变证

（1）桂枝加葛根汤证

太阳病,项背强几几,反汗出恶风者,桂枝加葛根汤主之。

桂枝加葛根汤方:葛根四两,芍药二两,生姜三两(切),炙甘草二两,桂枝二两(去皮),大枣十二枚(掰)。上七味,以水一斗,先煮葛根,减二升;内诸药,煮取三升,去渣,温服一升,覆取微似汗,不须饮粥,余如桂枝汤将息及禁忌。

桂枝加葛根汤临床可用于感冒、颈椎病、落枕、肩周炎、病毒性痉挛性斜颈、菱形肌综合征、颈心综合征、冠心病、脑动脉硬化、脑震荡、血管神经性头痛、雷诺氏综合征等,辨证属于营卫失和、气血阻滞、经脉失养者。

（2）桂枝加芍药生姜各一两人参三两新加汤证

发汗后身疼痛,脉沉迟者,桂枝加芍药生姜各一两,人参三两新加汤主之。

汤方:桂枝三两(去皮),芍药四两,炙甘草二两,大枣十二枚(掰),人参三两,生姜四两(切)。上六味,以水一斗二升,煮取三升,去渣,温服一升。

方解:桂枝新加汤为桂枝汤加重芍药、生姜用量再加人参而成。方以桂枝汤调和营卫,重用芍药以增加和阴养血之功,加重生姜用量,外则协桂枝有宣通阳气之用,内则和畅中焦,以利气血生化之源;人参味甘微苦,益气生津,以补汗后之虚。诸药合用,可调营卫、益气血、除身痛、扶正驱邪,故有无表证皆可使用。

桂枝新加汤临床不仅可用于治疗体虚感冒、自汗及多种虚性身痛之症,而且可治疗缓慢性心律失常、消化性溃疡、糖尿病周围神经病变、肩关节周围炎、失血性贫血及不安腿综合征等属营卫不和兼气营两虚者。

四、临床速记

$$
感冒\begin{cases} 实\begin{cases} 风寒感冒:荆防败毒散 \\ 风热感冒:银翘散 \\ 暑湿感冒:新加香薷饮 \end{cases} \\ 虚\begin{cases} 气虚感冒:参苏饮 \\ 阴虚感冒:加减葳蕤汤 \end{cases} \end{cases}
$$

咳　嗽

咳嗽是肺系病的主要症候之一,有声无痰为咳,有痰无声为嗽。一般多为痰声并见,难以截然分开,故以咳嗽并称。西医归为慢性支气管炎合并肺部感染。

咳嗽的分类历代分法叫法甚多,但多欠科学实用,直到明朝张景岳所写《景岳全书·咳嗽》篇说:"咳嗽主要,止惟二证,为何二证?一曰外感,一曰内伤而尽之矣。"至此,咳嗽之辨证分类始较完善,切合临床实用。

外感咳嗽属于邪实为外邪犯肺、肺气壅遏不畅所致,若不能及时使邪外达,可进一步发生转化。内伤咳嗽多属邪实与正虚并见。

一、辨证论治

临床应当了解咳嗽的时间、节律、性质、声音以及加重的有关因素。

1.咳嗽时作,白天多于夜间,咳而急剧,声重,或咽痒则咳作者,多为外感风寒或风热引起。

2.若咳声嘶哑,病势急而病程短者,为外感风寒或风热。

3.病势缓而病程长者为阴虚或气虚。

4.咳声相浊者多为风热或痰热伤津所致。

5.早晨咳嗽阵发加剧,咳嗽连声重浊,痰出咳减者,多为痰湿或痰热咳嗽。

6.午后、黄昏咳嗽加重,或夜间时有单声咳嗽,咳声轻微短促者,多属肺燥阴虚。

7.夜卧咳嗽较剧,持续不已,少气或伴气喘者,为久至喘的虚寒证。

8.咳声低、气怯者属虚,洪亮有力者属实。

9.咳而少痰的多属燥热,气阴两虚。

10.痰多的常属湿痰、痰热、虚寒。①痰白而稀薄的属风寒。②痰黄而稠者属热。③痰白质黏者属阴虚燥热。④痰白清稀透明呈泡沫的属虚、属寒。⑤咯吐血痰,多为脾热或阴虚,脓血相兼为痈。⑥有腥味或腥臭气的为痰热。⑦味甜者属痰湿,味咸者属肾虚。

总之,治疗咳嗽应区别外感与内伤,再辨虚实,治疗原则多以"宣"为主。

(一)外感咳嗽

1.风寒咳嗽

因风寒袭肺,所以表现症状主要是咳嗽声重,痰稀薄色白,常伴鼻塞、恶寒、发热、无汗等表证,舌苔薄白,脉浮或浮紧。

治疗方法:疏风散寒,宣肺止咳。

处方用药：三拗汤、止嗽散加减。

（1）三拗汤用麻黄、杏仁、甘草重在宣肺散寒，用于风寒闭肺初起。

（2）止嗽散以紫菀、白前、百部润肺止嗽，桔梗、陈皮宣降肺气，止咳消痰；荆芥祛风解表，甘草调和诸药，二者与桔梗配合，更能清利咽喉，咳嗽不论新旧皆可取效。

2.风热咳嗽

风热咳嗽为风热犯肺，故主症以咳嗽频剧、喉燥咽痛、痰黄稠、流黄涕、口渴、身热等，舌苔薄黄，脉浮数。

治疗方法：疏风清热，宣肺化痰。

处方用药：桑菊饮加减。桑叶 7.5g、菊花 3g、薄荷 2.5g、桔梗 6g、杏仁 6g、连翘 5g、芦根 6g、甘草 2.5g。君药：桑叶清透肺络之热，菊花清散上焦风热；臣药：薄荷、桔梗、杏仁散风热、解肌宣肺以止咳；佐药：连翘清透膈上之热，芦根清热生津止咳；使药：甘草调和诸药。①肺中热甚咳嗽较频，可加黄芩、知母。②口渴者加花粉清热生津。③热甚伤络咳嗽夹血者加茅根、藕节、丹皮。④痰黄稠不易出者可以加瓜蒌皮、浙贝母。

3.风燥咳嗽

风燥咳嗽伤肺灼津、伤阴而见干咳，喉痒，咽喉痛，痰少不易咯出，咳痰带血，伴风热表证，舌红少津，脉浮数。

治疗方法：疏风润肺，宣肺止咳。

处方用药：桑杏汤。桑叶 3g、豆豉 3g、杏仁 5g、沙参 6g、贝母 3g、梨皮 3g、栀子 3g。桑叶、豆豉宣肺散邪；杏仁宣肺利气；沙参、贝母、梨皮润肺止咳；栀子清泄胸膈之热。

（二）内伤咳嗽

1.痰湿蕴肺

诊断依据：咳声重浊、痰多、痰黏腻，每天早晨或食后则咳甚痰多，进油腻食物加重。胸闷、脘痞、呕恶、食少、体倦，舌苔白腻，脉濡滑，以上为痰湿咳嗽症状特点。

治疗方法：健脾燥湿，化痰止咳。

处方用药：二陈汤、三子养亲汤加减。

半夏 15g、陈皮 15g、茯苓 9g、甘草 5g、生姜 3g、乌梅 1 个。二陈汤燥湿化痰。

白芥子 6g、苏子 9g、莱菔子 9g。三子养亲汤温化寒痰。

2.痰热郁肺

诊断要点：痰黄，咳痰不爽，胸胁胀满，面赤，身热，口干欲饮，舌苔薄黄腻，质红，脉滑数。

治疗方法：清热化痰肃肺。

处方用药：清金化痰汤。桑白皮、黄芩、栀子、知母清泄肺热；贝母、瓜蒌、桔梗清肺止咳；麦冬、陈皮、茯苓、甘草养阴化痰。①痰黄如脓或腥臭，加鱼腥草、金荞麦根、薏苡仁、冬瓜子。②胸满咳逆、便秘可加葶苈子、风化硝。③痰热伤津加南沙参、天冬、天花粉。

3.肝火犯肺

诊断要点：痰滞咽喉、咯之难出、胸胁胀痛、口苦，舌苔薄黄少津，脉弦数。

治疗方法：清肺平肝，顺气降火。

处方用药：泻白散合黛蛤散。

4.肺阴亏耗

诊断要点：干咳、咳声短促、痰中带血、声音逐渐嘶哑、午后潮热颧红，手足心热，盗汗，神疲，舌质少苔，脉细数。

治疗方法：滋阴润燥，止咳化痰。

处方用药：沙参麦冬汤加减。沙参 9g、玉竹 6g、生甘草 3g、冬桑叶 5g、扁豆 5g、花粉 5g、麦冬 9g。

总之，咳嗽治疗以"宣"为法。

二、临床速记

$$
咳嗽
\begin{cases}
外感
\begin{cases}
风寒咳嗽：三拗汤、止嗽散 \\
风热咳嗽：桑菊饮 \\
风燥咳嗽：桑杏汤
\end{cases} \\
内伤
\begin{cases}
痰湿蕴肺：二陈汤、三子养亲汤 \\
痰热郁肺：清金化痰汤 \\
肝火犯肺：泻白散合黛蛤散 \\
肺阴亏耗：沙参麦冬汤
\end{cases}
\end{cases}
$$

哮　病

哮病是因痰搏结，气道被阻，喉间痰鸣、呼吸急促的呼吸道疾病。哮病发生的病理基础是痰伏于肺，多因气候变化引发。同西医学的支气管哮喘。

一、鉴别诊断

1.喘症：喘症以呼吸困难，张口抬肩，甚至不能平卧。喘未必兼哮，喘证并发于急慢性疾病过程中，是一种症状。

2.气短：即少气，呼吸微弱而浅促，或短气不足以息，似喘而无声，亦不抬肩撷肚，不像喘病呼吸困难之甚。

3.哮病：哮以声响言，哮为一种反复发作的独立性疾病。哮必兼喘。

二、辨证论治

哮病发生的病理基础是痰伏于肺，因气候变化引发痰气搏结、气道被阻，在发作时为标实，平时属本虚。发作时与寒、热有关，平时又有肺、脾、肾虚之不同，治则为平时治本发时治标。

1.寒哮

诊断要点：哮鸣如水鸡声，面色晦滞带青，痰少色白而多泡沫,咯痰不爽,形寒怕冷,脉弦紧数。

治疗原则:温肺散寒,化痰平喘。

处方用药:射干麻黄汤。射干 6g、麻黄 9g、生姜 9g、细辛 3g、紫菀 6g、款冬花 6g、半夏 9g、五味子 3g、大枣 3 枚。

注:辨证使用《伤寒论》经方桂枝厚朴杏子汤;寒饮重而咳喘重者选用小青龙汤。

2.热哮

诊断要点:痰哮如吼,面赤,口渴喜饮,咯痰色黄,黏稠,舌苔黄腻,脉滑数。

治疗原则:清热宣肺,化痰定喘。

处方用药:定喘汤。白果 9g、麻黄 9g、款冬花 9g、半夏 9g、苏子 6g、黄芩 6g、甘草 3g、杏仁 9g。君药:麻黄宣肺散邪以平喘,白果敛肺定喘而祛痰。臣药:杏仁、半夏、款冬花、苏子降气平喘、止咳祛痰。佐药:桑白皮、黄芩清泄肺热、止咳平喘。使药:甘草调和诸药。

注:或辨证加减使用《伤寒论》经方大青龙汤。

3.肺虚

诊断要点:面色苍白、气短息弱、咳声低弱、自汗畏风,脉弱无力,舌淡苔白。

治疗原则:补肺固卫。

处方用药:玉屏风散。防风 30g、黄芪 30g、白术 60g。君药:黄芪益气固表。臣药:白术健脾益气,助黄芪以加强益气固表之功。使药:防风祛风并御风邪。

4.脾虚

诊断要点:纳差、便溏、咳嗽痰多稀白,胸脘痞闷。

治疗原则:健脾化痰。

处方用药:六君子汤。人参 10g、白术 9g、茯苓 9g、炙甘草 6g、陈皮 9g、半夏 12g。

《伤寒论》经方选用:芍药甘草汤。

芍药甘草汤方：白芍、甘草各四两。上二味，以水三升，煮取一升五合，去渣，分温再服。

5.肾虚

诊断要点：面色苍白、怕冷、尿少、面浮肢肿，脉沉细。

治疗原则：补肾摄纳。

处方用药：金匮肾气丸。干地黄240g、山药120g、山茱萸120g、泽泻90g、茯苓90g、丹皮90g、桂枝30g、附子30g。

三、临床速记

哮证 ｛
寒哮：射干麻黄汤或桂枝加厚朴杏子汤
热哮：定喘汤或大青龙汤
肺虚：玉屏风散
脾虚：六君子汤或芍药甘草汤、桂枝人参汤
肾虚：金匮肾气丸

1.肺肾阴虚加山萸肉、五味子、麦冬。
2.寒饮停肺加射干、葶苈子、苏子。
3.痰湿阻肺加厚朴、陈皮、半夏。
4.外感风寒加苏叶、蝉蜕、苍耳草。

喘　证

喘证以呼吸困难、张口抬肩甚至不能平卧为主症，属于西医学的哮喘、慢性喘息性支气管炎急性发作等范畴。

一、鉴别诊断

见哮证。

二、辨证论治

喘证的病位主要在肺和肾，与肝、脾、心有关。呼吸深长有余，呼吸为快，气粗声高，伴有咳嗽痰鸣，脉象有力为实喘；为外邪、痰浊、肝郁气逆、肺壅邪气而宣降不利。呼吸短促难续,深吸为快,气怯声低,少有痰鸣咳嗽,脉微弱者为虚喘。

(一)实证

1.风寒闭肺

诊断要点:咳嗽、痰多稀薄色白,呼吸急促,胸部胀闷,兼有头痛、鼻塞、恶寒无汗,舌苔薄白而滑,脉浮紧。

治疗原则:散寒宣肺。

处方用药:麻黄汤。麻黄 6g、桂枝 4g、杏仁 9g、炙甘草 3g。君药:麻黄味苦辛性温,肺经专药,发越人体阳气,发汗解表,宣肺。臣药:桂枝温经散寒,透营达卫、散风寒、除身痛。佐药:杏仁降肺气、散风寒增强解郁平喘之功。使药:炙甘草调和诸药。

注:麻黄汤本是《伤寒论》治疗伤寒表实证的经典方剂,主治伤寒表实证。症见:恶寒发热,头痛身痛,喘而无汗。但中医内科学选编时对该方用量进行了变更减少,恐不能达到功效,临床时须酌定。对应风寒闭肺之喘证,如果患者素体虚,外感风寒,兼肺气上逆,可选用桂枝厚朴杏子汤。桂枝厚朴杏子汤可用于急慢性支气管炎、肺炎、过敏性哮喘、过敏性鼻炎等。如果患者素有水饮内停,再复感风寒发为喘,或外感风寒后肺气不宣,导致水饮内停发为喘,均可辨证选用小青龙汤。

2.痰热遏肺

诊断要点:咳喘气涌,痰多黏稠、色黄或夹血色。

治疗原则:清泄痰热。

处方用药:桑白皮汤。

《伤寒论》经方选用:对外感风寒兼阳郁内热而引发喘者,可用大青龙汤加减使用。

该方可广泛运用于流感发热、支气管哮喘、慢性支气管炎合并感染、汗腺闭塞症、荨麻疹、痤疮等疾病,或选用麻黄杏仁甘草石膏汤宣肺清热,降逆平喘。

3.痰浊阻肺

诊断要点:喘而胸满闷窒,甚则胸盈仰息,咳嗽痰多黏腻色白,咯吐不利,伴有呕恶,纳呆,苔厚腻,脉滑。

治疗原则:化痰降逆。

处方用药:二陈汤合三子养亲汤。半夏 15g、橘红 15g、白茯苓 9g、炙甘草 5g、白芥子 6g、苏子 9g、莱菔子 9g。

4.饮凌心肺

诊断要点:喘咳心悸或水邪泛滥,肢体浮肿,尿少,舌质淡胖。

治疗原则:温阳利水,泻肺平喘。

处方用药:真武汤合葶苈泻肺汤。茯苓 9g、芍药 9g、生姜 9g、附子 9g、白术 6g、葶苈子 6g、大枣 12 枚。心阳不振、血脉瘀阻、唇青甲紫,加丹参、红花、桃红、川芎。

《伤寒论》经方选用:茯苓桂枝白术甘草汤。

茯苓桂枝白术甘草汤方:茯苓四两,桂枝三两(去皮),白术、炙甘草各二两。上四味,以水六升,煮取三升,去渣,分温三服。

方解:苓桂术甘汤方中茯苓健脾养心,利水渗湿;桂枝温阳化水,降逆平冲;白术、甘草补脾益中,培土强源;且茯苓、白术相配,又能增强健脾利水之力,桂枝、甘草相伍更可发挥温通阳气之功。全方体现了仲景"病痰饮者,当以温药和之"的思想。

苓桂术甘汤临床可用于充血性心力衰竭、小儿哮喘、慢性支气管炎、胆汁反流性胃炎、胃脘痛、肠易激综合征、胃下垂、尿路结石、慢性肾小球肾炎、肾病综合征、梅尼埃综合征、脑积水、椎－基底动脉缺血性眩晕、老年单纯收缩期高血压、盆腔积液、急性羊水过多属脾阳虚水气内停者。

脾是生痰之源,肺为储痰之器。因痰湿阻滞而发咳喘,本则治病必修其本,而选用该方。

5.肝气乘肺

诊断要点:每遇情志刺激而诱发,气憋、胸闷、胸痛、咽中如窒、心悸,脉弦。

治疗原则:开郁降气。

处方用药:五磨饮子。木香 6g、乌角沉香 6g、槟榔 9g、枳实 9g、台乌药 9g。心悸、失眠者加百合、合欢花、酸枣仁。

(二)虚证

1.肺气虚

诊断要点:喘促短气、声低气怯、咳声低弱、咳痰稀白、自汗畏风、感冒,苔薄白,脉细弱。

治疗原则:补肺益气。

处方用药:补肺汤合玉屏风散。

(1)补肺汤:人参、黄芪、熟地、五味子、紫菀、桑白皮。

(2)玉屏风散:防风 30g、黄芪 30g、白术 60g。

《伤寒论》经方选用:桂枝人参汤。喘证多由外感风寒引起,表证未解,则风邪束肺而致肺气不宣,风痰相搏而喘。

桂枝人参汤方:桂枝四两,白术三两,炙甘草四两,人参三两,干姜三两。上五味,以水九升,先煎四味,取五升;内桂枝,更煮取三升,去渣,温服一升,日夜再一服。

方解:桂枝人参汤由理中汤加桂枝而成。方中以理中汤温中焦之虚而散寒补虚,桂枝解肌之邪,并助理中以散寒。本方理中汤先煎,意在发挥其温中散寒、补益脾肾的作用,桂枝后下意在使其锐而解表。

桂枝人参汤还可用于消化系统疾病,如小儿秋季腹泻、消化性溃疡、慢性萎缩性伴浅表性胃炎、贲门失驰缓症、胃食管反流、慢性阑尾炎、慢性胃肠炎等。

2.肾气虚

诊断要点:喘促日久、气息短促、呼多吸少,动则气喘甚,气不得续,小便常因咳甚而失禁,或尿后余沥,形瘦神疲,面青肢冷,舌淡苔薄,脉微细或沉弱。

治疗原则:补肾纳气。

处方用药:金匮肾气丸合参蛤散。

3.上实下虚

诊断要点:咳嗽喘促,张口抬肩,咯痰无力,脉濡,舌淡胖苔腻。

治疗原则:化痰降逆,温肾纳气。

处方用药:苏子降气汤。

4.喘脱

诊断要点:喘逆甚剧,张口抬肩、鼻翼煽动。端坐不能平卧,稍动则喘剧欲绝之,或有痰鸣,咳吐泡沫痰,心慌动悸,烦躁不安,面青唇紫。参附汤合黑锡丹。

《伤寒论》经方选用:茯苓四逆汤。

茯苓四逆汤方:茯苓四两,人参一两,炙甘草二两,干姜一两半,附子一枚(生用、去皮、破八片)。

方解:茯苓四逆汤由四逆汤加人参、茯苓而成,方中干姜、附子回阳以救逆;人参益气养阴,安神定志;姜附与人参相伍,回阳中有养阴之效,益阴中有助阳之功;茯苓健脾益气,宁心安神;炙甘草补气益中,调和诸药,共奏祛痰救急之功。

三、临床速记

$$
喘证
\begin{cases}
实
\begin{cases}
风寒闭肺:麻黄汤或小青龙汤 \\
痰热遏肺:桑白皮汤 \\
痰浊阻肺:二陈汤合三子养亲汤 \\
饮凌心肺:真武汤合葶苈大枣泻肺汤或苓桂术甘汤 \\
肝乘肺郁:五磨饮子
\end{cases} \\
虚
\begin{cases}
肺气虚:补肺汤合玉屏风散或桂枝人参汤 \\
肾气虚:金匮肾气丸合参蛤散 \\
上实下虚:苏子降气汤 \\
喘脱:参附汤合黑锡丹或茯苓四逆汤
\end{cases}
\end{cases}
$$

肺　痨

肺痨即西医学之肺结核、结核性胸膜炎。主要以咳嗽、咳血、潮热、盗汗及身体逐渐消瘦为主症。

一、鉴别诊断

1.肺痨是以咳嗽、咳血、潮热、盗汗为主证。

2.肺痿是肺部多种慢性疾病后期转归而成,如肺痈、肺痨、久嗽等,肺痨与肺痿有因果关系。

二、辨证论治

1.肺阴亏损

诊断要点:干咳,痰中带血鲜红,午后潮热,足心热,口干咽燥,胸部隐隐闷痛,脉细数。

治疗原则:滋阴润肺。

处方用药:月华丸。天冬、麦冬、生地、熟地、山药、百部、桑叶、沙参、川贝、茯苓、阿胶、三七、獭肝、菊花。①痰中血丝加仙鹤草、藕节、白茅根、蛤粉、阿胶。②低热可酌加银柴胡、功劳叶、地骨皮、青蒿。

2.阴虚火旺

诊断要点:咳呛气急,痰少质黏、时时咯血、血色鲜红,午后潮热,五心烦热,心烦失眠,性急善怒,胸胁掣痛,月经不调,舌红绛而干,脉细数。

治疗原则:滋阴降火。

处方用药:百合固金丸合秦艽鳖甲散。

(1)百合固金丸:熟地 9g、生地 5g、麦冬 5g、百合 3g、白芍3g、当归 3g、贝母 3g、生甘草 3g、玄参 3g、桔梗 3g。

（2）秦艽鳖甲散：地骨皮、银柴胡、秦艽、知母、当归、鳖甲、青蒿、乌梅。

①另可加白及、百部补肺止血杀虫，龟板、阿胶、五味子、滋肾养阴。②咳嗽痰黏或色黄量多者加桑白皮、马兜铃、鱼腥草。③咳血不止加丹皮、山栀子、紫珠草、大黄炭凉血止血。④伴胸痛加三七、血余炭、花蕊石、广郁金化痰和络止血。⑤盗汗甚者可加乌梅、煅龙骨、煅牡蛎、麻黄根。⑥失音或声音嘶哑可加诃子、凤凰衣、胡桃肉、白蜜。

3.阴阳两虚

诊断要点：潮热、形寒、自汗、盗汗、心慌、唇紫、腹冷、五更腹泻、口舌生疮、大肉尽脱，脉虚大无力。

治疗原则：滋阴补阳。

处方用药：补天大造丸。人参、黄芪、山药补脾肺之气，枸杞子、地黄、龟板育阴精，鹿角、紫河车助阳气。

三、临床速记

肺痨 {
　肺阴亏损：月华丸
　阴虚火旺：百合固金丸合秦艽鳖甲散
　气阴耗伤：保真汤
　阴阳两虚：补天大造丸
}

肺　痈

是指由于热毒瘀结于肺，以致肺叶生疮，肉败血腐，形成脓疡，以发热、咳嗽、胸痛、咯吐腥臭浊痰，甚则咯吐脓血痰为主要临床表现的一种病证。本病由感受外邪，内犯于肺，或痰热素盛，蒸灼肺脏，以致热壅血瘀，蕴酿成血败肉腐。西医归属胸膜炎脓胸、肺癌。

一、鉴别诊断

1.风温：起病多急，以发热咳嗽、烦渴或伴气急胸痛为特征，与肺痈初期颇难鉴别。但风温经正确治疗后，多在气分而解，如经一周身热不退或退而复升，多考虑肺痈。

2.肺痿：为气阴亏损，虚热内灼或肺气虚冷，以致肺叶痿弱不用，病程长而发病缓，形体多虚，肌肉消瘦，咳唾涎沫，脉数虚。

3.肺痈：咳唾脓血腥臭置之水中即沉，浮者是痰。

二、辨证论治

清热散结、解毒排脓以祛邪是治疗肺痈的基本原则，但在治疗过种中一定要分期施治。

1.肺痈初期

诊断要点：恶寒发热、咳痰色白而黏，口干鼻燥，呼吸不利，苔薄黄或薄白，脉浮数而滑。

治疗原则：清肺散邪。

处方用药：银翘散。连翘 9g、银花 9g、牛蒡子 9g、桂枝 6g、薄荷 6g、竹叶 4g、炙甘草 5g、荆芥穗 5g、豆豉 5g。

《伤寒论》经方选用：麻黄杏仁甘草石膏汤。

麻黄四两（去节），杏仁五十个（去皮尖），炙甘草二两，石膏半斤（碎、绵裹）。上四味，以水七升，煮麻黄，减二升；内诸药，煮取二升，去渣，温服一升。

方解：麻杏甘石汤为麻黄汤去桂枝加石膏，是变辛温发表之法而为辛凉宣透之方。方中麻黄辛温，宣肺定喘；石膏辛寒直清里热。麻黄配石膏，清宣肺中郁热而定喘逆，而且石膏用量倍重于麻黄，故可借石膏辛凉之性，以制麻黄发散之力，又能外透肌表，使邪无复留。杏仁宣肺降气而治咳喘，协同麻黄更增平喘之效，甘草和中缓急，调和诸药。四药相伍，宣肺清热降逆平喘。

麻杏甘石汤可用于呼吸系统疾病，如肺炎、急性支气管炎、慢性支气管炎合并感染、上呼吸道感染、支气管哮喘、喘气性支气管炎、肺脓肿、非典型性肺炎,皮肤科疾病如急性荨麻疹、玫瑰糠疹、风疹、接触性皮炎、银屑病以及鼻窦炎等。

2.成痈期

诊断要点:突然寒战、高热、呼吸气促、胸痛、咳嗽、吐黄色浊痰,稍有腥味,口干咽燥,脉滑数。

治疗原则:清肺化瘀消痈。

处方用药:千金苇茎汤合如金解毒散。苇茎、薏苡仁、冬瓜子、桃红、桔梗、甘草、黄芩、黄连、黄柏、山栀子。

3.溃脓期

诊断要点:咳吐大量脓痰,腥臭异常、气喘不能平卧、烦渴喜饮,舌红苔黄腻,脉滑数。

治疗原则:排脓解毒。

处方用药:加味桔梗汤。桔梗排脓之主药用量宜大,薏苡仁、贝母、陈皮化痰散结排脓,银花、甘草清热解毒、白及凉血止血。

4.恢复期

从咳吐脓血痰,渐至痰液清稀,腥臭味已减,低热、胸胁隐痛,午后潮热,形体消瘦,口噪咽干,舌红苔薄,脉细数。

治疗原则:清余毒,补肺阴。

处方用药:沙参清肺汤合桔梗杏仁煎。

(1)北沙参、生黄芪、太子参、合欢皮、白及、生甘草、桔梗、薏苡仁、冬瓜子。

(2)桔梗、杏仁、甘草、银花、贝母、枳壳、红藤、连翘、夏枯草、百合、麦冬、阿胶。

①低热配功劳叶、青蒿、白薇、地骨皮。②纳差、便溏配白术、山药、茯苓。③咳吐脓血不净用白蔹。

三、临床速记

肺痈 {
　肺痈初期：银翘散或麻杏甘石汤
　成痈期：千金苇茎汤合如金解毒散
　溃脓期：加味桔梗汤
　恢复期：沙参清肺汤合桔梗杏仁煎
}

1.咯血酌加丹皮、山栀子、蒲黄、藕节炭化痰止血。

2.痈脓排泄不畅、脓液量少难出，配皂角刺，但咯血禁用。

3.气虚无力排脓者，加生黄芪益气托里排脓。

4.津伤明显、口干舌燥者，加天花粉以养阴生津。

肺　　胀

　　肺胀是多种慢性肺系疾患反复发作迁延不愈，导致肺气胀满，不能敛降的一种病证。临床表现为胸部膨满，胀闷如塞，喘咳上气，痰多，烦躁，心慌。其病程缠绵，时轻时重，日久则见面色晦暗，唇甲紫绀，脘腹胀满、肢体浮肿，甚或喘脱等危重证候。

一、鉴别诊断

1.肺胀是多种慢性疾病日久渐积而成。

2.哮是反复发作性的一个独立病种。

3.喘是多种急、慢性疾病的一个症状。哮与喘病久不愈又可发展为肺胀。

二、辨证论治

　　肺胀的主要症状为咳逆上气，痰多，胸闷，喘息，动则加剧，甚则鼻煽气促，张口抬肩，烦躁不安，危重者可见心慌动悸、面唇紫绀、肢体浮肿，吐血便血，谵妄，嗜睡昏迷，抽搐，厥脱等候。

　　辨证分标实与本虚。

（一）实证

1.痰浊壅肺

诊断要点：咳嗽痰多、色白黏腻或泡沫，脘痞纳少，倦怠乏力，苔腻，脉滑。

治疗原则：化痰降气，健脾益肺。

处方用药：苏子降气汤、三子养亲汤、六君子汤加减。

（1）紫苏子9g、半夏9g、当归6g、柴胡6g、厚朴6g、肉桂3g。

（2）苏子9g、莱菔子9g、白芥子6g。

（3）人参10g、白术9g、茯苓6g、炙甘草6g、陈皮9g、半夏12g。

①痰壅胸满不能平卧加葶苈子泻肺祛痰。②肺脾气虚、易汗，加党参、黄芪、白术、甘草、茯苓。③表寒里饮者，用小青龙加麻黄、桂枝、细辛、干姜。④饮郁化热、烦躁而喘用小青龙加石膏汤，并清郁热。

《伤寒论》经方选用：茯苓桂枝白术甘草汤。

2.痰热郁肺

诊断要点：咳逆、喘息气粗、烦躁、胸满、黏痰难咯，舌苔黄或黄腻，脉数或滑数。

治疗原则：清肺化痰，降逆平喘。

处方用药：越婢加半夏汤、桑白皮汤。①痰热内盛、胶黏不易咯吐者加鱼腥草、瓜蒌皮、海蛤粉、风化硝清热滑痰利肺。②痰鸣喘息，不得平卧加射干、葶苈子泻肺平喘。③痰热伤津，口干舌燥，加花粉、知母、芦根生津润燥。④伤阴痰量已少者，酌减苦寒之味，加沙参、麦冬。

3.痰蒙神窍（相当于西医肺性脑病）

诊断要点：神志恍惚、谵妄、烦躁不安，嗜睡、昏迷或肢体抽搐，咳逆喘促。

治疗原则：涤痰，开窍，熄风。

处方用药：涤痰汤加减，另服安宫牛黄丸或至宝丹。半夏8g、胆星 8g、陈皮 6g、枳实 6g、茯苓 6g、甘草 3g、人参 3g、竹茹 2g、甘草 2g。①痰热内盛、身热、烦躁、神昏加葶苈子、天竺黄、竹沥。②肝风内动、抽搐,加钩藤、全蝎。③血瘀明显、唇甲紫绀,加丹参、红花、桃红活血通脉。④皮肤黏膜出血、咯血、便血者,加水牛角、生地、丹皮、紫草。

(二)虚证

1.肺肾气虚

诊断要点:呼吸浅短难续,声低气怯,痰白如沫,胸闷、心慌、形寒汗出,脉沉细数无力或有结代。

治疗原则:补肺纳肾,降气平喘。

处方用药:平喘固本汤、补肺汤加减。

(1)党参、五味子、冬虫夏草、胡桃肉、沉香、灵磁石、坎脐、苏子、款冬花、半夏、橘红。

(2)人参、黄芪、熟地、五味子、紫菀、桑白皮。

①肺虚有寒、怕冷加肉桂、干姜、钟乳石。②阴伤、低热加麦冬、玉竹、生地。③气虚痰阻、面唇紫绀加当归、丹参、苏木活血通脉。如见喘脱用参附汤送服蛤蚧粉或黑锡丹。

2.阳虚水泛

诊断要点:面浮、下肢浮肿、心悸、喘咳、尿少、怕冷、面唇青紫,苔白滑、舌胖质暗,脉沉细。

治疗原则:温肾健脾,化饮利水。

处方用药:真武汤合五苓散。①水肿势剧,加沉香、黑白丑、万年青根。②血瘀甚、紫绀明显,加泽兰、红花、北五加皮。

《伤寒论》经方选用:茯苓桂枝白术甘草汤。

三、临床速记

肺胀是多种慢性肺系疾病后期转归而成,临床以喘咳上气、胸闷胀满、心慌等为主证。病久可见面紫绀,身肿甚或昏迷、抽搐以至喘脱。

肺胀相当于西医学中的慢性支气管炎合并肺气肿、慢性肺源性心脏病、肺性脑病。

肺胀 {
　实证 {
　　痰浊壅肺:苏子降气汤、三子养亲汤、六君子汤
　　痰热郁肺:越婢加半夏汤、桑白皮汤
　　痰蒙神窍:涤痰汤配至宝丹或安宫牛黄丸
　}
　虚证 {
　　脾肾气虚:平喘固本汤、补肺汤
　　阳虚水泛:真武汤合胃苓散或苓桂术甘汤
　}
}

肺　痿

肺痿指肺叶痿弱不用,为肺脏的慢性虚损性疾患,临床以咳吐唾浊痰涎沫为主症。

一、鉴别诊断

1.肺痨:咳嗽、咳血、潮热、盗汗,肺痨后期可以转为肺痿。

2.肺痈:咳吐腥臭脓血痰,属实证,但失治久延可以转为肺痿。

3.肺痿:咳吐唾沫、气息短促、形体瘦削、面白或色青。

二、辨证论治

治疗原则:补肺生津。虚热证治当生津清热,以润其枯;虚寒证治当温肺益气而摄涎沫。

1.虚热

诊断要点:咳吐涎沫、质黏、咳声不畅、口渴咽燥、午后潮热。

治疗原则:麦门冬汤、清燥救肺汤。

《伤寒论》经方选用:栀子豉汤。

栀子豉汤方:栀子十四个(掰),香豉四合(绵裹)。上二味,先煮栀子,得二升半;内豉,煮取一升半,去渣,分为二服,温进一

服。

2.虚寒

诊断要点:咯吐涎沫,其质清稀量多,短气不足以息、头眩、神疲乏力、形寒,舌淡,脉虚弱。

治疗原则:温肺益气。

处方用药:甘草干姜汤或生姜甘草汤(这两个处方为《伤寒论》经方)加减。

三、临床速记

肺痿 $\begin{cases} 虚热:麦门冬汤或栀子豉汤 \\ 虚寒:甘草干姜汤或生姜甘草汤 \end{cases}$

第二章　中医治心脑病
重在"调理"

心脑病不仅发病率高,而且病情复杂,变化多样,更主要的是死亡率和致残率高。本书所列的 17 种心脑病是临床中较常见的,这 17 种心脑病当中虽然病因病机看似多种多样,但归纳起来无非虚实两类,虚者多为气虚、血虚;实者多为气滞、痰阻或血瘀。所以在临床治疗中"调理"贯穿始终,气血虚则补气血、气滞则理气、痰阻则祛痰、血瘀则活血化瘀。这 17 种病看似复杂,但其中有一定的规律可循,希望刚走上临床工作的同行能细心体会,不断总结提高。

心　悸

心悸包括惊悸和怔忡,患者自觉心中悸动,惊惕不安,甚至不能自主的一种病证。常与失眠、健忘、眩晕、耳鸣等证同时并见。类同于现代医学的心律失常、心功能不全、心肌炎、部分神经官能症。

一、鉴别诊断

1.区别

(1)怔忡每由内因引起,并无外惊、自觉心中惕惕,稍劳即发,病来虽渐,但全身情况较差、病情较为甚重。

(2)惊悸常由外因而成,偶受外来刺激,或因惊恐恼怒均可发病,发则心悸,时作时止,病来虽速,但全身情况较好,病势浅而短暂。

2.共性

惊悸与怔忡有密切的联系，一方面惊悸日久可以发展为怔忡；另一方面怔忡患者又可受外惊所扰，而使惊悸加重。

3.举例

惊悸、怔忡与现代医学所讲的"神经症"相似，许多症状原因是相同的，治疗时可以相互借鉴。笔者在 2009 年 2 月 7 日接诊一位嘉峪关患者时就是这种情况：

李×，女，63 岁。自述心慌、失眠 10 年，多在刚入睡时惊醒。于 2008 年在兰州某医院检查诊断患冠心病并放置支架，可术后自觉无效。来诊时仍有心慌、失眠、自汗盗汗 2 月余，笔者问询病史、检查后诊断为：①心悸；②西医诊断：神经症。

二、辨证论治

（一）辨证要点

1.是否有"心跳""心慌"而不能自主的自觉症状。

2.要辨虚实：是心阳虚还是心阴虚，是夹痰还是夹瘀。

3.要区别惊悸与怔忡。

（1）惊悸常因惊而悸，初起多由外因而成，以实证为多。

（2）怔忡一般与惊悸不同，以虚证为多，并无外因而经常心悸、胸闷不舒，发则悸跃不能自控，甚至心痛阵发。

（3）惊悸日久不愈，可发展为怔忡。

（二）治疗

心悸的治疗先辨虚实再分阴阳。

1.虚证类心悸

（1）心虚胆怯

诊断要点：心悸、善惊易怒、坐卧不安、少寐多梦。

治疗原则：养心安神，镇惊定志。

治疗方剂：安神定志丸加减。茯苓、茯神、石菖蒲、人参、远志、龙齿。①心阴不足加柏子仁、五味子、酸枣仁养心安神收敛心气。　②心悸而烦、善惊痰多、食少泛恶之痰热内扰、胃失和降、心神不安可用《千金方》黄连温胆汤。半夏、陈皮、茯苓、甘草、枳实、竹茹、黄连、大枣。

《伤寒论》经方选用：柴胡加龙骨牡蛎汤。

柴胡加龙骨牡蛎汤方：柴胡四两，龙骨、煅牡蛎、黄芩、铅丹、桂枝（去皮）、人参、生姜（切）、茯苓各一两半，半夏二合半，大黄二两，大枣六枚（掰）。上十二味，以水八升，煮取四升；内大黄，更煮一两沸，去渣，温服一升。

方解：柴胡加龙骨牡蛎汤是由小柴胡汤去甘草，加龙骨、牡蛎、桂枝、茯苓、大黄、铅丹而成，方以小柴胡汤和解少阳、转运枢机，畅达三焦为主；加桂枝通阳，茯苓利水安神，苓桂相伍，又能温阳化气利水；加大黄泻热和胃，加龙骨、牡蛎、铅丹重镇安神（注：方中铅丹有毒，可用磁石替代）。柴胡加龙骨牡蛎汤可用于心脑病的治疗，如心悸、失眠、抑郁、焦虑症、精神分裂症、惊恐障碍、自主神经功能紊乱、小儿抽动症、失眠、癫痫、心脏神经官能症、消化性溃疡、甲状腺功能亢进、绝经期前后诸症、遗精、高血压、偏头痛、慢性疲劳综合征等。

（2）心血不足

诊断要点：心悸头晕、面色不华、倦怠乏力，脉细弱。

治疗原则：补血养心，益气安神。

治疗方剂：归脾汤加减。当归、龙眼肉、人参、黄芪、白术、炙甘草、酸枣仁、茯神、远志、木香。①心悸动而脉结代者，用炙甘草汤益气养血、滋阴复脉。②如热证伤阴而心悸者用生脉散。

（3）阴虚火旺

诊断要点：心悸不宁、手足心热、耳鸣腰酸，脉细数。

治疗方法：滋阴降火，养心安神。

治疗方剂：天王补心丹或朱砂安神丸。①若阴虚而火不旺者，可用天王补心丸。生地、党参、麦冬、天冬、当归、丹参、人参、朱砂、茯苓、远志、柏子仁、五味子、桔梗、枣仁。②虚烦咽燥、口干口苦等热象较著者用朱砂安神丸。朱砂、当归、生地、黄连。③阴虚火旺兼五心烦热、梦遗腰酸者用知柏地黄丸。

《伤寒论》经方选用：黄连阿胶汤。

黄连阿胶汤方：黄连四两，黄芩三两，芍药二两，鸡子黄两枚，阿胶三两。上五味，以水六升，先煮三物，取二升，去渣；内胶烊化小冷；内鸡子黄，搅令相得，温服七合，日三服。

方解：黄连阿胶汤是滋阴降火的代表方。方中重用黄连、黄芩泻心火，正所谓"阳有余以苦除之"；芍药、阿胶、鸡子黄滋肾阴，亦即"阴不足以甘补之"。方中鸡子黄为血肉有情之品，擅长养心滋肾，宜生用，在药稍凉时加入。诸药合用，共奏清心火、滋肾阴、交通心肾功效。

该方广泛应用于内、儿、妇、五官及男科，如失眠、抑郁症、头痛、耳鸣、胸协痛、下利、经前烦躁、月经失调、更年期失眠、小儿癫痫、小儿营养不良、低热、面疮、口疮、舌炎、咽痛、慢性非细菌性前列腺炎、阳痿早泄等属于阴虚火旺者。

（4）心阳不振

诊断要点：心悸不安、胸闷气短、形寒肢冷，脉弱或沉细数。

治疗原则：温补心阳，安神定悸。

治疗方剂：桂枝甘草龙骨牡蛎汤加减。桂枝、炙甘草、牡蛎、龙骨。如病情严重，汗出肢冷、面青唇紫、喘不得卧者重用人参、附子加黑锡丹回阳救逆。

注：这个类型多以西医急救法治疗，中医少见。该方也是《伤寒论》经典方剂。

2.实证类心悸

（1）水饮凌心

诊断要点：心悸眩晕、胸脘痞满、下肢浮肿、渴不欲饮，舌苔白滑，脉弦滑。

治疗原则：振奋心阳，化气行水。

治疗方剂:苓桂术甘汤加减。桂枝、甘草、白术、茯苓。①如肾阳虚衰不能制水,水气凌心症见心悸喘咳、不能平卧、小便不利、浮肿较甚者用真武汤。炮附子、白术、茯苓、芍药、生姜。

注:该方也是《伤寒论》经典方剂。

（2）心血瘀阻

诊断要点:心悸不安、胸闷不舒、心痛时作或见唇青甲紫,舌质紫暗或有瘀斑,脉涩或结代。

治疗原则:活血化瘀,理气通络。

治疗方剂:桃仁红花煎加减。桃仁、红花、丹参、赤芍、川芎、元胡、香附、青皮、生地、当归。

（3）痰火扰心

诊断要点:心悸而烦,善惊痰多,食少泛恶。

治疗原则:清热化痰,理气和胃。

治疗方剂:《千金方》黄连温胆汤。半夏、陈皮、茯苓、甘草、炒枳实、竹茹、黄连、大枣。每当将入睡之时,其心中惊悸而醒多因心下停有痰饮,方用二陈汤加当归、石菖蒲、远志、朱砂、玄参。

《伤寒论》经方选用:半夏泻心汤。

半夏泻心汤方:半夏半升(洗),黄芩、干姜、人参、炙甘草各三两,大枣十二枚(掰),黄连一两。上七味,以水一斗,煮取六升,去渣;再煎取三升,温服一升,日三服。

方解:半夏泻心汤由半夏、干姜、黄连、黄芩、人参、甘草、大枣7味组成。以半夏为君,化痰和胃、降逆消痞,合干姜之辛温、温中散寒、消痞结;黄连、黄芩苦寒泄降、清热和胃,泄其满;佐以人参、甘草、大枣甘温调补,补胃脾之虚以复其升降之职。诸药合用辛开苦降、寒温并用、阴阳并调,使寒热去、脾胃健、中焦气机调畅,痞气自消,升清降浊,心神得养。

半夏泻心汤可用于病毒性心肌炎、心律失常、高血压病、梅尼埃综合征,急慢性胃炎、幽门螺旋杆菌相关性胃炎、胃窦炎、胆汁反流性胃炎,胃肠激惹综合征,小儿暑泻、小儿消化不良,慢性胆囊炎,妊娠恶阻,肾病综合征或肾功能衰竭等,辨证属于中焦寒热错杂、升降失职者。

　　心悸初起,治疗及时比较容易恢复,若失治或误治,病情也可由轻转重、由实转虚。应尽量避免精神刺激,给予良好的安静环境充分休息,加强生活护理。

　　三、临床速记

心悸
├─ 虚证
│　　心胆气虚:安神定志丸
│　　**《伤寒论》经方:柴胡加龙骨牡蛎汤**
│　　心血亏虚:归脾汤
│　　气阴两虚:炙甘草汤
│　　阴虚火旺:天王补心丸或朱砂安神丸
│　　**《伤寒论》经方:黄连阿胶汤**
└─ 实证
　　　心阳不振:桂枝龙骨牡蛎汤
　　　水饮凌心:苓桂术甘汤
　　　心血瘀阻:桃仁红花煎
　　　痰火扰心:黄连温胆汤
　　　《伤寒论》经方:半夏泻心汤

胸　　痹

　　胸痹是指胸痛、气短、喘息不得卧为主症的一种疾病。轻者仅感胸闷如窒、呼吸不畅,重者则有胸痛,严重者心痛彻背、背痛彻心。属于现代医学冠心病范畴。

　　一、鉴别诊断

　　1.胃脘痛:常见为现代医学所讲的胆结石痛、胃痛。胃脘痛多伴有嗳气、呃逆、泛吐酸水或清涎等。

　　2.真心痛:即现代医学之心绞痛。症见心痛剧烈,甚则持续不解伴有汗出、肢冷、面白、唇紫、手足青至节,脉微细或结代等危重证候。

二、辨证论治

胸痹多属本虚标实之证,辨证首先当掌握虚实,标实应区别阴寒、痰浊、血瘀的不同;本虚又应区别阴阳气血亏虚的不同。

治疗原则应先治其标后顾其本,必要时可标本同治,祛邪治标常以活血化瘀、辛温通阳、泄浊豁痰为主,扶正固本常用温阳补气、益气养阴、滋阴益肾为法。

(一)实证

1.心血瘀阻

诊断要点:胸部刺痛、固定不移、入夜更甚,舌质紫暗,脉象沉涩。

治疗方法:活血化瘀,通络止痛。

治疗方剂:血府逐瘀汤加减。桃仁 12g、红花 9g、当归 9g、生地 9g、川芎 5g、赤芍 6g、牛膝 9g、桔梗 5g、柴胡 3g、枳壳 6g、甘草 3g。方中桃红四物汤活血化瘀而养血,四逆散行气和血而疏肝,桔梗开肺气,载药上行,合枳壳升降三焦之气而宽胸,尤以牛膝通利血脉,引血下行互相配合,使血活气行,血脉自通,通则不痛。

2.痰浊壅塞

诊断要点:胸闷窒而痛,气短喘促,肢体沉重,痰多,苔浊腻,脉滑。

治疗原则:通阳泄浊,豁痰开窍。

治疗方剂:瓜蒌薤白半夏汤加减,方中瓜蒌开胸中痰结,半夏化痰降逆;薤白辛温痛阳,豁痰下气。**或选用《伤寒论》经方:桂枝人参汤。**

3.阴寒凝滞

诊断要点:胸痛彻背,感寒痛甚,面色苍白,四肢厥冷,舌苔白,脉沉细。

治疗原则:辛温通阳,开痹散寒。

治疗用药:瓜蒌薤白白酒汤加枳实、桂枝、附子、丹参、檀香。桂枝、附子、薤白辛温通阳,开痹散寒;瓜蒌、枳实化痰散结,泄满降逆;檀香理气温中;丹参活血通络。如阴寒极盛胸痹之重症,用乌头赤石脂丸和苏合香丸。

(二)虚证

1.心肾阴虚

诊断要点:胸闷且痛、心悸盗汗、心烦不寐、腰痛膝软、耳鸣、头晕,舌红,脉细、细数或细涩。

治疗原则:滋阴益肾,养心安神。

治疗用药:左归饮加减。熟地 9g、山药 6g、枸杞 6g、炙甘草 3g、茯苓 4g、山茱萸 5g。方中熟地、山茱萸、枸杞子滋阴益肾;淮山药、茯苓、甘草健脾以助生化之源。

(1)若心阴亏虚而见心悸、盗汗、心烦不寐者,可加麦冬、五味子、柏子仁、酸枣仁。

(2)若胸闷且痛者,可加当归、丹参、川芎、郁金以养血通络。

(3)若阴虚阳亢而见头晕目眩,舌麻肢木、面部炽热者,可酌加制首乌、女贞子、钩藤、生石决明、生牡蛎、鳖甲滋阴潜阳。**或选用《伤寒论》经方:黄连阿胶汤。**

2.气阴两虚

诊断要点:胸闷隐痛、心悸气短、倦怠懒言、面色少华、头晕目眩、遇劳则甚,脉细弱无力或结代。

治疗原则:益气养阴,活血通络。

治疗用药:生脉散和人参养营汤。

(1)人参 10g、麦冬 15g、五味子 6g。

(2)白芍 90g、当归 30g、陈皮 30g、黄芪 30g、桂心 30g、茯苓 20g、人参 30g、白术 30g、甘草 30g、熟地 20g、五味子 20g、远志

15g。人参、黄芪、白术、茯苓、甘草健脾益气,以助生化气血之源;麦冬、地黄、当归、白芍滋阴养血;远志、五味子养心安神。如胸闷胸痛可加丹参、三七、郁金、五灵脂活血通络。如脉结代为气虚血少,血不养心所致,用炙甘草汤。

3.阳气虚衰

诊断要点:胸闷气短、畏寒、肢冷、腰酸、乏力、唇甲淡白或青紫,脉沉细或沉微欲绝。

治疗原则:益气温阳,活血通络。

治疗用药:参附汤合右归饮加减。

(1)人参 9g、附子 6g。

(2)熟地 10g、山药 6g、山茱萸 3g、枸杞 6g、炙甘草 6g、制杜仲 6g、肉桂 6g、制附子 9g。

人参大补元气,附子、肉桂温壮真阳;熟地、山茱萸、枸杞子、杜仲以补益肾精。

该类型胸痹属于现代医学之冠心病,多以西医急救治疗,中医临床少见。

《伤寒论》经方选用一:白通汤。

白通汤方:葱白四节,干姜一两,附子一枚(生、去皮、破八片)。

方解:本方由四逆汤去甘草,减少干姜用量,加葱白而成。方中附子直入肾经,温补肾阳而散寒,壮先天之本;干姜入脾胃经温中土之阳,壮后天之本;干姜与附子合用,破阴回阳力量更强,葱白辛温走串,宣通上下,使格拒之势得解,心肾阳通,诸症即解。

《伤寒论》经方选用二:当归四逆汤。以上几个症型当中,无论哪种症型,凡是出现血虚寒凝症的情况均可使用。

当归四逆汤方:当归三两,细辛三两,芍药三两,通草二两,桂枝三两(去皮),炙甘草二两,大枣二十五枚(擘)。上七味,以水八升,煮取三升,去渣,温服一升,日三服。

方解：当归四逆汤即桂枝汤去生姜，倍用大枣，加当归、细辛、通草而成。方中当归补肝养血以行血，配以芍药益阴养血，桂枝、细辛温经散寒以通阳，通草入血分而通行血脉，炙甘草、大枣补中益气以生血。诸药合用，养血通脉，温经散寒，是治疗血虚寒凝之首选。

《伤寒论》经方选用三：茯苓四逆汤。

茯苓四逆汤方：茯苓四两，人参一两，甘草二两，附子一枚（生用、去皮、破八片），干姜一两半。上五味，以水五升，煮取三升，去渣，温服七合，日二服。

方解：茯苓四逆汤由四逆汤加人参、茯苓而成。方中附子、干姜回阳救逆；人参益气养阴，安神定志；姜、附与人参相伍，回阳中有养阴之效，益阴中有助阳之功；茯苓健脾益气，宁心安神；炙甘草益气补中，调和诸药。

茯苓四逆汤现代主要用于心力衰竭、心肌病、冠心病、风湿性心脏病、难治性雷诺氏综合征、血栓闭塞性脉管炎、急性单纯性胃炎、肠道易激惹综合征、慢性腹泻、肾盂肾炎、急性胆囊炎、尿路结石、癫痫等。

三、临床速记

$$
胸痹\begin{cases}
实证\begin{cases}
血脉阻滞：血府逐瘀汤\\
痰浊壅滞：瓜蒌薤白半夏汤或桂枝人参汤\\
阴寒凝滞：瓜蒌薤白白酒汤或白通汤\\
心肾阴虚：左归饮或黄连阿胶汤
\end{cases}\\
虚证\begin{cases}
气阴两虚：生脉散合人参养营汤\\
阳气虚衰：参附汤合右归饮或\\
\quad\quad\quad\quad 茯苓四逆汤、当归四逆汤
\end{cases}
\end{cases}
$$

头　痛

头痛是一种常见的自觉症状,可单独出现,亦可出现在其他病的一种症状。

一、辨证论治

头痛首先分外感与内伤,再结合头痛位置、头痛性质及其他症状来辨证论治。

1.外感头痛,一般起病较急痛势较剧,多表现掣痛、跳痛、灼痛、胀痛、重痛、痛无休止。每因外邪致病,多属实证,治疗以祛风散邪为主。

2.内伤头痛,一般起病缓慢、病势较缓,多表现为隐痛、空痛、昏痛,痛势悠悠,遇劳则剧,时作时止,多属虚证。治宜补虚为主。

3.太阳经头痛,多在头后部,下连于项。

4.阳明经头痛,多在前额及眉棱等处。

5.少阳经头痛,多在头之两侧并连及耳部。

6.厥阴经头痛,则在巅顶部或连于目系。

7.瘀血头痛,痛有定处,多刺痛、钝痛。

8.痰浊头痛,常伴恶心呕吐。

(一)外感头痛

1.风寒头痛

诊断要点:痛连项背、恶风畏寒、遇风尤剧,脉浮。

治疗原则:疏散风寒。

处方用药:川芎茶调散。川芎 120g、荆芥 120g、白芷 60g、羌活 60g、细辛 30g、防风 45g、薄荷 240g。君药:川芎、白芷、羌活,川芎长于止头痛,善治少阳、厥阴经头痛,羌活善治太阳经头痛,白芷善治阳明经头痛。臣药:细辛、薄荷、荆芥、防风,细辛散寒止痛并长于治少阴经头痛,薄荷清利头目,荆芥、防风辛散上行,疏散上部风邪。佐使药:甘草、茶叶,茶叶既可上清头目,又能制约风药的过于湿燥与升散,使升中有降。

《伤寒论》经方选用:葛根汤。

葛根汤方:葛根四两,麻黄三两(去节),桂枝二两(去皮),芍药二两,炙甘草二两,枣十枚(掰),生姜三两(切)。上七味,以水一斗,先煮麻黄、葛根,减二升,去上沫;内诸药,煮取三升,去渣,温服一升,覆取微似汗,余如桂枝汤将息及禁忌。

在该方的基础上可以选加引经药,如:阳明头疼加白芷、少阳头疼加川芎、厥阴头疼加藁本。

方解:葛根汤由桂枝汤减去桂、芍用量加葛根、麻黄而成,方中葛根为主药生津液,舒经脉;桂枝汤减桂、芍而加麻黄者,一则解肌发表、调和营卫,再则欲其发汗解表,以治恶风无汗之表实,本方既有发汗生津,又无麻黄汤过汗之忧,且方中芍药、生姜、大枣、炙甘草又可补阴养血,助津液生发之源。

葛根汤现代应用多个系统、多个病种,包括流行性感冒,急性支气管炎,肺炎,过敏性鼻炎,慢性副鼻窦炎,痢疾,肠炎,胃肠型感冒,颈椎病,肩周炎,周围面神经麻痹,各类神经性疼痛、纤维性肌痛,紧张性头痛,急性腰扭伤、踝关节扭伤、腰肌劳损等。

2.风热头痛

诊断要点:头痛而胀甚则头痛如裂,口渴欲饮,舌红苔黄,脉浮数。

诊疗原则:疏风清热。

处方用药:芎芷石膏汤加减。川芎、白芷、石膏、菊花、羌活、藁本。以川芎、白芷、石膏、菊花为主药疏散风热,若大便秘结、腑气不通者可合用黄连上清丸。

3.风湿头痛

诊断要点:头痛如裹、肢体困重、纳呆胸闷,舌苔白腻,脉滑。

处方用药:羌活胜湿汤加减。羌活 6g、独活 6g、藁本 3g、防风

3g、炙甘草 3g、川芎 3g、蔓荆子 2g。羌活、独活为君药,羌活入太阳经能祛上部风湿,独活善祛下部风湿,以防风、藁本为臣药祛太阳经风湿且止头痛。佐药以川芎活血,祛风止痛;蔓荆子祛风止痛。使药以甘草调和诸药,共祛风胜湿。若胸闷纳呆恶心呕吐加苍术、厚朴、陈皮、枳壳、半夏、生姜燥湿宽中、降逆止呕。

(二)内伤头痛

1.肝阳头痛

诊断要点:头痛而眩、心烦易怒,兼胁痛、口苦,脉弦。

治疗原则:平肝潜阳。

处方用药:天麻钩藤饮加减。天麻 9g、钩藤 12g、石决明 18g、栀子 9g、黄芩 9g、川牛膝 12g、杜仲 12g、益母草 12g、桑寄生 12g、夜交藤 12g、赤茯神 12g。君药:天麻、钩藤、石决明平肝熄风。臣药:栀子、黄芩清热泻火。佐使药:益母草、川牛膝引血下行,杜仲、桑寄生补益肝肾,夜交藤、赤茯神安神定志。①如肝肾阴虚头痛朝轻暮重,加生地、首乌、女贞子、旱莲草。②如肝火偏旺头痛甚胁痛者,加郁金、龙胆草、夏枯草。

2.肾虚头痛

诊断要点:头痛且空、眩晕、神疲乏力、腰痛酸软,舌红少苔,脉细无力。

治疗原则:养阴补肾。

处方用药:大补元煎加减。熟地、山茱萸、山药、枸杞子滋补肝肾之阴,人参、当归气血双补,杜仲益肾强腰。

(1)如见头痛而畏寒、四肢不温属肾阳不足,用右归丸温补肾阳、填补精血。

(2)若兼有外感寒邪,侵犯少阴,可用麻黄附子细辛汤。

3.血虚头痛

诊断要点:头痛而晕、面色苍白,舌淡苔白,脉细弱。

治疗原则:养血调气。

处方用药:加味四物汤。方中当归、白芍、生地、川芎养血调血,菊花、蔓荆子平肝祛风清头目。

4.痰浊头痛

诊断要点:头痛昏蒙、胸脘满闷、呕恶痰涎,苔白腻,脉滑或弦滑。

治疗原则:化痰降逆。

处方用药:半夏白术天麻汤。半夏 9g、白术 15g、天麻 6g、陈皮 6g、甘草 4g、茯苓 6g。君药:半夏燥湿化痰,降逆止呕;天麻化痰熄风,止头眩。臣药:白术健脾燥湿。佐药:茯苓健脾渗湿;陈皮理气化痰。使药:甘草和中而调药性。①可加厚朴、白蒺藜、蔓荆子增强疗效。②痰浊化热可加黄芩、竹茹、枳实行气清热燥湿。

5.瘀血头痛

诊断要点:头痛经久不愈,痛处固定不移,痛如锥刺,舌质紫脉细涩。

治疗原则:活血化瘀。

处方用药:通窍活血汤。赤芍 3g、川芎 3g、桃仁 9g、红花 9g、老葱 3g、红枣 5 枚。①头痛甚者可加虫类搜逐之品,如全虫、蜈蚣、地鳖虫。②病久气血不足者加黄芪、当归。③头晕、健忘、失眠多梦者加首乌、枸杞子、熟地、菖蒲、天麻、枣仁。

在临床治疗头痛中首先分外感、内伤,再分清虚实,治疗时还可根据头痛的部位选用不同的引经药发挥治疗效果: ①太阳头痛:羌活、蔓荆子、川芎;②阳明头痛:葛根、白芷、知母;③少阳头痛:柴胡、黄芩、川芎;④厥阴头痛:吴茱萸、藁本;⑤少阴头痛:细辛。

6.厥阴头痛

诊断要点:头痛,手足厥冷,烦躁欲死。

《伤寒论》经方选用:吴茱萸汤。

吴茱萸汤方:吴茱萸一升(洗), 人参三两,生姜六两(切),大枣十二枚(掰)。上四味,以水七升,煮取二升,去渣,温服七合,日三服。

方解：吴茱萸汤由吴茱萸、人参、生姜、大枣组成。方中吴茱萸为主药，温胃暖肝、降逆止呕；用大剂量生姜散寒止呕；人参、大枣补虚和中，全方具有温中补虚、散寒降逆的功效。脾胃虚寒或肝胃虚寒，浊阴上逆等症皆可选用。

二、临床速记

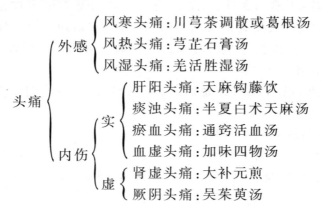

头痛
- 外感
  - 风寒头痛：川芎茶调散或葛根汤
  - 风热头痛：芎芷石膏汤
  - 风湿头痛：羌活胜湿汤
- 内伤
  - 实
    - 肝阳头痛：天麻钩藤饮
    - 痰浊头痛：半夏白术天麻汤
    - 瘀血头痛：通窍活血汤
    - 血虚头痛：加味四物汤
  - 虚
    - 肾虚头痛：大补元煎
    - 厥阴头痛：吴茱萸汤

眩　晕

眩晕可单见，也可与其他疾病并发。历代对眩晕原因及治疗论点很多，也是现代治疗眩晕的理论依据。

1.《素问·至真要大论篇》有："诸风掉眩，皆属于肝。"
2.《丹溪心法·头眩》讲："无痰则不作眩。"
3.《景岳全书·眩运》指出："无虚不能作眩。"

一、鉴别诊断

眩晕和头痛可单独出现亦可同时并见，治疗有异病同治之法。

二、辨证论治

眩晕治疗首先分虚实。

（一）实证

1.肝阳上亢

诊断要点:眩晕耳鸣,头痛且胀,每因恼怒而晕,面时潮红,急躁易怒,口苦,舌质红苔黄,脉弦。

治疗原则:平肝潜阳。

处方用药:天麻钩藤饮(方见头痛篇)。①肝火过盛可加龙胆草、菊花、丹皮。②大便秘结可用当归龙荟丸。③阳动化风可加龙牡、珍珠母。④阴虚阳亢、腰膝酸软、遗精疲乏可用大定风珠。

2.痰浊中阻

诊断要点:眩晕而见头痛如蒙,胸闷恶心,食少多寐,苔白腻,脉濡滑。

治疗原则:燥湿祛痰,健脾和胃。

处方用药:半夏白术天麻汤(处方见头痛篇)。①若眩晕较甚呕吐频发作者加代赭石、竹茹、生姜。②若脘闷不适加白蔻仁、砂仁芳香和胃。③若耳鸣重听加葱白、郁金、菖蒲以通阳开窍。④若痰阻气机郁而化火、心烦口苦,用黄连温胆汤。

《伤寒论》经方选用:临床可根据是否有外感、痰饮停滞部位、本虚标实兼杂选用经方,加减应用小青龙汤、苓桂术甘汤、茯苓四逆汤。

（二）虚证

1.气血亏虚

诊断要点:眩晕劳累即发,面色㿠白,唇甲不华,舌质淡,脉细弱。

治疗原则:补气养血,健运脾胃。

处方用药:归脾汤。白术 30g、茯神 30g、黄芪 30g、龙眼肉 30g、酸枣仁 30g、人参 15g、木香 15g、当归 3g、远志 3g、炙甘草 8g、生姜 6g、红枣 5 枚。方中以人参、黄芪、白术、甘草、生姜、红枣甘温补脾益气;当归甘温养肝血而生心血;茯神、酸枣仁、龙眼肉、甘草养心安神;远志交通心肾,定志宁心;木香理气醒脾,以防益气补血药滋腻。如中气不足、清阳不升、时时眩晕,可用补中益气汤。

《伤寒论》经方选用:芍药甘草汤。

芍药甘草汤方:白芍药、炙甘草各四两。上二味,以水三升,煮取一升五合,去渣,分温再服。

方解:芍药甘草汤由白芍、甘草组成,白芍养阴敛阴,柔筋止痛;甘草甘缓补中。二药相伍,酸甘化阴,滋阴养血,缓急止痛。

2.肾精不足

诊断要点:眩晕,健忘,遗精,阴虚,五心烦热;偏阳虚者四肢不温,形寒怯冷。

处方用药:

(1)偏阴虚者用左归丸。熟地 240g、山药 120g、枸杞子 120g、山茱萸 120g、川牛膝 90g、菟丝子 240g、鹿角胶 120g、龟板胶 120g。方中重用熟地滋肾以填真阴,枸杞子益精明目;山茱萸涩精敛汗。龟鹿二胶,鹿角胶偏于补阳,龟板胶偏于滋阴,沟通任督二脉,益精填髓;有补阳中包涵"阳中求阴"之义;菟丝子配牛膝强腰膝健筋骨;山药滋益肝肾。

(2)偏阳虚者用右归丸。熟地 240g、山药 120g、枸杞子 120g、山茱萸 90g、鹿角胶 120g、菟丝子 120g、杜仲 120g、当归 90g、肉桂 60g、制附子 60~180g。右归丸是在左归丸的基础上加杜仲、当归、肉桂、制附子温补肾阳之品而成。

《伤寒论》经方选用:如因阴虚火旺所致眩晕,可用黄连阿胶汤加减治疗。

三、临床速记

$$
眩晕\begin{cases}
实证\begin{cases}
肝阳上亢:天麻钩藤饮\\
痰浊中阳:半夏白术天麻汤,或小青龙汤、\\
\quad\quad\quad 苓桂术甘汤、茯苓四逆汤
\end{cases}\\
虚症\begin{cases}
气血亏虚:归脾汤或芍药甘草汤\\
肾精亏虚:左归丸、右归丸或黄连阿胶汤
\end{cases}
\end{cases}
$$

中　风

中风又名卒中。临床表现为卒然昏仆,不省人事,伴口眼歪斜、半身不遂、语言不利,或不经昏仆,而仅以歪斜不遂为主。中风起病急,变化快。

中风之发病,病机虽然复杂,但归纳起来不外虚(阴虚、气虚)、火(肝火、心火)、风(肝风、外风)、痰(风痰、湿痰)、气(气逆)、血(血瘀)六种。以肝肾阴虚为根本。这与西医学所述脑血管意外情况相近,脑血管意外分为出血性和缺血性两大类,以后者居多,缺血的内因即肝肾阴虚、气虚。

一、鉴别诊断

1.中风:昏迷时可见口眼歪斜,半身不遂,醒后多有后遗症。

2.痫证:昏迷时四肢抽搐,多吐涎沫,醒后一如常人。

3.厥证:昏迷时多见面色苍白,四肢厥冷,但无抽搐和口眼歪斜。

4.痉证:项背强直,四肢抽搐,角弓反张,无半身不遂。

二、辨证论治

中风的发生,病情有轻重缓急的差别,轻者仅限于血脉经络,重者常波及有关脏腑,所以临床常将中风分为中经络和中脏腑两大类。中经络一般无神志改变而病轻;中脏腑常有神志不清而病重。

(一)中经络

1.络脉空虚,风邪入中

诊断要点:肌肤不仁,手足麻木,突然口眼歪斜,半身不遂。兼见恶寒,发热,苔薄白,脉浮数。

治疗原则:祛风、养血、通络。

处方用药:大秦艽汤加减。秦艽 90g、甘草 60g、川芎 60g、当归 60g、白芍 60g、独活 60g、羌活 30g、防风 30g、黄芪 30g、白芷 30g、白术 30g、石膏 60g、生地 30g、熟地 30g、茯苓 30g、细辛 15g。

2.肝肾阴虚,风阳上扰

诊断要点:平素头晕头痛,耳鸣目眩,口眼歪斜,半身不遂,舌红苔腻,脉细数或弦滑。

治疗原则:滋阴潜阳,熄风通络。

处方用药:镇肝熄风汤加减。怀牛膝 30g、生赭石 30g、生龙骨 15g、生牡蛎 15g、生龟板 15g、生杭芍 15g、玄参 15g、川楝子 6g、生麦芽 6g、茵陈 6g、甘草 5g。君药:怀牛膝引血下行并补肝肾。臣药:代赭石、龙骨、牡蛎降逆潜阳,镇肝熄风。佐使药:龟板、玄参、天麻、白芍滋阴养液以制阳亢;茵陈、川楝子、生麦芽清泻肝阳;甘草调和诸药。①痰热较重者加胆星、竹沥、川贝母以清热化痰。②心中烦热者加栀子、黄芩以清热除烦。③头昏较重者加石决明、夏枯草以清熄风阳。④失眠多梦者加珍珠母、龙齿、夜交藤、茯神以镇静安神。

(二)中脏腑

中脏腑的主要表现是突然昏倒,不省人事。根据正邪情况有闭证和脱证的区别。闭证以邪实内闭为主,属实证,急宜祛邪;脱证以阳气欲脱为主,属虚证,急宜扶正。

1.闭证

(1)阳闭

诊断要点:突然昏倒,牙关紧闭,面赤身热,气粗口臭,躁扰不宁,苔黄腻,脉弦滑而数。

治疗原则:清肝熄风,辛凉开窍。

处方用药:灌服至宝丹或安宫牛黄丸辛凉开窍。方中菊花、夏枯草、蝉衣使火降风熄,则气血下行;龟板、白芍、石决明育阴潜阳;丹皮、生地凉血清热。①抽搐者加全虫、蜈蚣、僵蚕。②痰多者加竹沥、天竺黄、胆南星。③痰多苔腻者加郁金、菖蒲以增强豁痰透窍之力。

（2）阴闭

诊断要点：突然昏仆，牙关紧闭，面白唇暗，静卧不烦，四肢不温，痰涎壅盛，苔白腻，脉沉滑缓。

治疗原则：豁痰熄风，辛温开窍。

处方用药：应用苏合香丸温开透窍，并用涤痰汤。姜半夏 8g、胆南星 8g、陈皮 6g、枳实 6g、茯苓 6g、人参 3g。

治疗闭证可配合针灸效果更快。

2.脱证

诊断要点：突然昏仆，目合口张，鼻鼾息微，手撒肢冷，大小便自遗，舌痿，脉细弱或脉微欲绝。

治疗方法：益气回阳，救阴固脱。

处方用药：立即用大剂参附汤合生脉散。①人参 9g、炮附子 6g。②人参 10g、麦冬 15g、五味子 6g。如汗多不止者，加黄芪、龙骨、牡蛎、山萸肉以汗敛固脱。

中风之闭证与脱证同时并见，可相互转化，但临床以闭证较多见。

3.后遗症

中风经过救治，多半留有后遗症，如半身不遂、言语不利、口眼歪斜等。

（1）半身不遂

治疗原则：补气活血，通经活络。

处方用药：补阳还五汤加味。黄芪 120g、当归 6g、赤芍 6g、地龙 3g、川芎 3g、红花 3g、桃仁 3g。①通经活络加全虫、乌梢蛇、川牛膝、桑枝、地鳖虫、川断等增通经活络。②小便失禁者加桑螵蛸、山萸肉、肉桂、益智仁、五味子。③下肢瘫软无力者加桑寄生、怀牛膝、鹿筋等补肾壮筋之品。④上肢偏废者加桂枝以通络。⑤患侧手足肿甚者加茯苓、泽泻、薏苡仁、防风等淡渗利湿。⑥兼见语言不利者加郁金、菖蒲、远志以祛痰利窍。⑦兼见口眼歪斜者加白附子、全虫、僵蚕等以祛风通络。⑧肢体麻木者加陈皮、半夏、茯苓、胆南星理气燥湿、祛风痰。⑨大便秘结者加火麻仁、郁李仁、肉苁蓉润肠通便。⑩肝阳上亢，患侧僵硬拘挛，面赤耳鸣，脉强硬有力，治宜平肝潜阳、熄风通络，方用镇肝熄风汤或天麻钩藤饮。

（2）语言不利

①风痰阻络：风痰上阻故舌强语謇，脉沉滑。治宜祛风除痰、宣窍通络。方用解语丹，方中天麻、胆南星、白附子平肝熄风祛痰，远志、菖蒲、木香等宣窍行气通络，羌活祛风。②肾虚精亏：滋阴补肾利窍，地黄饮子去桂、肉、附子，加杏仁、桔梗、木蝴蝶开音利窍。③肝阳上亢、痰邪阳阻窍：天麻钩藤饮、镇肝熄风汤。

（3）口眼歪斜

可用牵正散。

中风之后遗症是有以上形式上的分类，但常常是合并出现并非像分型一样单个出现，所以在临床治疗中需要灵活运用。

《伤寒论》经方选用：凡中风脱证以外的症型，如有血热互结或瘀血严重者，可选用桃核承气汤和抵当汤。

桃核承气汤方：桃仁五十个（去皮尖），大黄四两，炙甘草二两，桂枝二两（去皮），芒硝二两。上五味，以水七升，煮取二升半，去渣；内芒硝，更上火，微沸下火，饭前温服五合，日三服，当微利。

方解：桃核承气汤由桃仁、桂枝、大黄、芒硝、炙甘草五味组成。方中桃仁活血化瘀为主药；桂枝温经通脉，辛散血结，助桃仁活血；大黄苦寒，清泄热邪，祛瘀生新；芒硝咸寒，软坚散结；炙甘草调和诸药。诸药合用，清热通腑、活血化瘀。

本方临床可用于缺血性中风、脑外伤后遗症、周期性精神分裂症、慢性肾炎、慢性盆腔炎、前列腺炎、糖尿病、高脂血症等，以神志改变、舌质紫暗或有瘀斑为辨证要点。

抵当汤方：炙水蛭三十个，炙虻虫三十个（去翅足），桃仁二十个（去皮尖），大黄三两（酒洗）。上四味，以水五升，煮取三

升,去渣,温服一升。

方解:抵当汤由水蛭、虻虫、大黄、桃仁四药组成。大黄、桃仁为植物药,大黄入血分,泄热逐瘀,推陈致新;桃仁活血化瘀,水蛭、虻虫为虫类药,药性峻猛,善于破瘀积恶血。四药相合,为破血逐瘀的峻剂。

痉　　证

痉证是以项背强直,四肢抽搐,甚至角弓反张为主要表现的病证。《素问·至真要大论篇》讲:"诸痉强项,皆属于湿。""诸暴强直,皆属于风。"指出了痉证与外邪有关。

一、鉴别诊断

痉证需要与中风、痫证、厥证鉴别。

二、辨证论治

痉证治疗应辨外感与内伤,外感多实,内伤多虚。治实当祛邪,宜祛风、散寒、除湿、清热;治虚当扶正,宜滋阴、养血、熄风、舒筋、通络。

1.邪壅经络

诊断要点:头痛,项背强直,恶寒发热,肢体酸重,苔白腻,脉浮紧。

治疗原则:祛风散寒,和营燥湿。

处方用药:羌活胜湿汤。羌活 6g、独活 6g、藁本 3g、防风 3g、川芎 3g、炙甘草 3g、蔓荆子 2g。君药:羌活、独活散周身风湿,舒利关节通痹。臣药:防风、藁本祛太阳经风湿,且止头痛。佐药:川芎、蔓荆子祛风止痛。使药:甘草调和诸药。

①寒邪较甚,病属刚痉,治宜解肌发汗,用葛根汤。②风寒偏盛,发热不恶寒,头痛汗出,苔薄白,脉沉细。病属柔痉,治宜和营

养津,方用瓜蒌桂枝汤。③若身热,筋脉拘急,胸脘痞闷,渴不欲饮,苔黄腻,脉滑数,治宜清热化湿,疏通经络。方用三仁汤加地龙、秦艽、丝瓜络、威灵仙通经活络。

2.热甚发痉

诊断要点:发热胸闷,项背强直,腹胀便秘,咽干口渴,心烦急躁,甚则神昏谵语,苔滑腻,脉浮数。

治疗原则:泻热存津,养阴增液。

处方用药:增液承气汤。玄参 30g、麦冬 25g、生地 25g、大黄9g、芒硝 5g。①抽搐较甚者加地龙、全虫、菊花、钩藤祛风通络。②温病邪热,内传营血,热盛动风,症见壮热头痛,神志昏迷,口噤抽搐,舌质红绛、舌苔燥,脉浮数。治宜凉肝熄风,清热透窍。方用羚角钩藤汤。水牛角片 5g、霜桑叶 6g、川贝 12g、生地 15g、双钩藤 9g、菊花 9g、茯神木 9g、生白芍 9g、生甘草 3g、淡竹茹 15g。君药:水牛角、钩藤凉肝熄风,清热解痉。臣药:桑叶、菊花加强熄风之效。佐药:白芍、生地养阴增液,竹茹清热化痰,茯神平肝。使药:生甘草调和诸药。羚角钩藤汤为治疗热极动风的代表方剂,凡湿热病过程中出现高热烦躁、手足抽搐、发痉厥者,均可使用。若邪热内闭,神志昏迷者可配安宫牛黄丸。另外:对于肝阳上亢引起的头痛、头晕、震颤亦适用。③若邪热羁久,灼伤真阴,时时发痉,脉虚数。可用大定风珠以平肝熄风、养阴止痉。

《伤寒论》经方选用:白虎汤。

白虎汤方:知母六两,石膏一斤(碎),炙甘草二两,粳米六合。上四味,以水一斗,煮米成粥,去渣,温服一升,日三服。

方解:白虎汤由石膏、知母、炙甘草、粳米四药组成。方中石膏辛甘大寒,功擅清热;知母苦寒而润,长于泻火润燥;石膏知母相伍,以滋阴清热;炙甘草、粳米益气和中,一则气足津生,再则可免寒凉伤胃之弊。四药相合,共成辛寒清热之重剂。

白虎汤可用于急性传染性和感染性疾病,如乙型脑炎、流行性出血热、大叶性肺炎、钩端螺旋体病、流行性脑脊髓膜炎、流行性感冒、肠伤寒、急性菌痢、疟疾、麻疹、败血病等。

《伤寒论》经方选用：芍药甘草汤。

3.阴血亏虚

诊断要点：素体阴血虚或失血与汗下太过之后，项背强直，四肢抽搐，头目昏晕，自汗、气短，脉弦细。

治疗原则：滋阴养血。

处方用药：四物汤合大定风珠加减。生白芍 15g、阿胶 9g、生龟板 12g、干地黄 18g、麻仁 6g、五味子 6g、生牡蛎 12g、麦冬 18g、炙甘草 12g、鸡子黄 2 个、鳖甲 12g。君药：鸡子黄、阿胶滋阴养液，以熄内风。臣药：干地黄、麦冬、白芍滋阴柔肝；龟板、鳖甲滋阴潜阳。佐使药：麻仁养阴润燥；牡蛎平肝潜阳；五味子、甘草酸甘化阴。

三、临床速记

痉证 { 邪壅经络：羌活胜湿汤或葛根汤
热盛发痉：羚角钩藤汤或白虎汤
阴血亏虚：四物汤、大定风珠或芍药甘草汤

厥　　证

厥证是以突然昏倒，不省人事，四肢厥冷为主要表现的一种病证。轻者昏厥时间较短，自觉逐渐清醒，清醒后有偏瘫、失语、口眼歪斜等后遗症，严重时则会一厥不醒而导致死亡。

一、鉴别诊断

1.痫证发作不仅有突然昏倒、不省人事并有四肢抽搐，但醒来后没有后遗症。

2.中暑是指感受高温暑邪、热郁气机、闭塞清窍、突然发厥，兼见头晕头痛、胸闷身热、面色潮红或有谵妄等症。

3.中风昏迷时可见口眼歪斜、半身不遂，清醒后多有后遗症。

4.痉证有项背强直、四肢抽搐甚至角弓反张。

二、辨证论治

厥证的发生常有明显的诱因,所以了解病史尤为重要。对于厥证的治疗首先应分别虚实,进行急救。

1.实证常见气壅息粗、四肢僵硬、牙关紧闭、脉沉实或沉伏。一般先用搐鼻散取嚏,继用苏合香丸或玉枢丹开窍醒神。

2.虚证则见气息微弱、张口自汗、肤冷肢凉、脉沉微细。可急用参附汤灌救,以回阳固脱。

3.若见面白气微,汗出而热、舌红、脉象微细数者,用生脉散。

4.可配合针刺疗法促其清醒,清醒后再辨气、血、痰、食诸厥进行调治。

(一)气厥

1.实证

诊断要点:突然昏倒、呼吸气粗、口噤拳握或四肢厥冷。

治疗原则:顺气开郁。

处方用药:五磨饮子加减。木香 6g、沉香 6g、槟榔 9g、枳实 9g、台乌药 9g。

平时可服逍遥散理气达郁,调和肝脾防止复发。

2.虚证

诊断要点:眩晕昏仆、面色苍白、呼吸微弱。

治疗原则:补气回阳。

处方用药:四味回阳饮。方中以人参补气;附子、炮姜回阳;甘草和中。

平时可常服香砂六君子丸、甘麦大枣汤。

(二)血厥

1.实证

诊断要点:突然昏倒、牙关紧闭、面青唇紫,脉沉弦。

治疗原则:活血顺气。

处方用药:通瘀煎。方中以归尾、红花、山楂活血化瘀,乌药、青皮、木香、香附等顺气开郁。

2.虚证

诊断要点:突然昏厥、口唇无华、呼吸微弱,脉芤。

治疗原则:补气养血。

处方用药:急用独参汤,继用人参养营汤。血脱必须益气,故以人参、黄芪为主,佐当归、熟地以养血,白芍、五味子以敛阴。若出血不止者可加仙鹤草、侧柏叶以止血。若自汗肤冷、呼吸微弱可加附子、干姜,若心悸少寐者可加龙骨、远志、酸枣仁养心安神。

(三)痰厥

诊断要点:突然昏厥、喉有痰声、呕吐涎沫,舌苔白腻,脉沉滑。

治疗原则:行气豁痰。

处方用药:导痰汤为主。半夏6g、胆南星3g、枳实3g、茯苓3g、橘红3g、生姜3g、甘草2g。方中枳实理气降逆;半夏、胆南星、茯苓燥湿祛痰。痰热症见口干便秘,可用礞石滚痰丸。

《伤寒论》经方选用:瓜蒂散。

(四)食厥

诊断要点:暴饮过食后突然昏厥、脘腹胀满,苔黄腻,脉滑实。

治疗原则:和中消导。

处方用药:神术散、保和丸。①昏厥时若是在食后未久,应先用盐汤探吐以去实邪。②再以神术散合保和丸治之。③若腹胀而大便不通者,可用小承气汤导滞下行。

(五)水厥

诊断要点:四肢厥而心下悸,口不渴。

治疗原则:温中阳,化水饮。

《伤寒论》经方选用：茯苓甘草汤。

茯苓甘草汤方：茯苓二两，炙甘草一两，桂枝二两（去皮），生姜三两（切）。上四味，以水四升，煮取二升，去渣，分温三服。

方解：茯苓甘草汤由茯苓、桂枝、甘草、生姜四味药组成。方中茯苓淡渗以利水，桂枝通阳化气，生姜温散胃中水饮，炙甘草和中以补虚，四药合用，温阳以行水。

（六）寒厥

《伤寒论》经方选用：四逆汤或当归四逆汤。

四逆汤方：炙甘草二两，干姜一两半，附子一枚（生用、去皮、破八片）。上三味，以水三升，煮取一升二合，去渣，分温再服。强人可大附子一枚，干姜三两（即通脉四逆汤）。

方解：本方主治少阴阳虚阴盛之四肢厥逆，故名四逆汤，方中生附子入肾经，为温肾回阳之主药；甘姜温脾散寒，以壮后天之本，炙甘草健脾益气，以滋化源。三药合用，共奏回阳救逆、温补脾肾之功效。

（七）热厥

诊断要点：烦躁，指头寒，嘿嘿不欲食。

治疗原则：滋阴清热。

《通俗伤寒论》：羚角钩藤汤。

三、临床速记

厥证
- 气厥
  - 实证：五磨饮子
  - 虚证：四味回阳饮
- 血厥
  - 实证：通瘀煎
  - 虚证：独参汤、人参养营汤
- 痰厥：导痰汤
- 食厥：神术散、保和丸
- 水厥：茯苓甘草汤
- 寒厥：四逆汤
- 热厥：羚角钩藤汤

痫　　证

　　痫证是一种发作性神志异常的疾病。发作时突然仆倒,昏不识人,两目上视,四肢抽搐,移时苏醒。

　　一、现代医学分型

　　(一)大发作(强直阵挛发作)

　　1.发作性意识丧失和全身抽搐为主。

　　2.意识丧失不恢复而连续多次发作者为"大发作持续状态"。

　　3.脑电图在发作时表现为爆发性、高波幅、快节律,间歇期出现棘波、尖波、棘-慢波等痫样波。

　　(二)部分性发作

　　1.单纯部分性发作(又称局限性或局灶性发作)

　　以发作性单纯的、基本的运动、感觉或植物神经症状为特点。

　　(1)运动性发作:①局限于局部或肢体的抽搐称局限运动发作。②头眼或身体转向一侧称转侧发作。③手向一侧外上方举起称姿势发作。④运动性失语称失语发作。

　　(2)感觉性发作:一侧肢体麻木或剧痛称局限感觉发作。还有表现视、听、嗅幻觉发作和眩晕发作。

　　(3)植物神经发作:表现为植物神经功能障碍,主要表现为发作性头痛者称头痛性癫痫病;以腹痛为主要表现者称腹型癫痫,多见于少年儿童。

　　(4)发作时多无意识障碍。

　　(5)脑电图出现痫波。

　　2.复杂部分性发作(又称精神运动性发作)

　　(1)以发作性意识障碍为特征,常伴有精神症和自动症。

　　(2)脑电图出现一侧或双侧颞区痫波。

（三）小发作（又称失神发作）

1.特征为短暂、频繁的意识障碍。

2.有的失神伴肌阵挛、失张力发作或自动症。

3.一般持续数秒钟，不超过 1min。

4. 脑电图表现双侧对称同步的高波幅 3 次 /s，棘 - 慢波节律。

（四）小发作变异型

1.发作形式多样，包括肌阵挛发作、无动性发作、强直发作和不典型小发作，同一患儿可有两三种发作混合出现。

2.脑损害体征和智能障碍比较常见。

3.脑电图出现 2.5 次 /s 以下的棘 - 慢波综合。

（五）肌阵挛发作

1.以发作性部分肌肉阵挛为特征。常在一次抽动后，每次隔 3~5s 后重复抽动 4~5 次。

2.发作时多无意识障碍。

3.常合并大发作、小发作或混合出现。

4.脑电图出现多棘波或多棘 - 慢波。

（六）婴儿痉挛症

1.以鞠躬样、点头样或闪电样痉挛为特征。

2.伴有精神发育障碍。

3.脑电图出现高幅失律。

二、中西医结合治疗

笔者认为，癫痫病的治疗首先应该根据病理性质区分器质性癫痫和非器质性癫痫；再根据临床症状结合西医分型指导临床西药使用；第三，要根据中医辨证对症使用中药。中西医结合治疗标本同治，当病情稳定后再逐渐减少西药用量，彻底治愈后再停服中药。

（一）检查分型

1.依据 CT、ECT、MRI 检查确定患者脑部是否有器质性病变，如脑瘤、脑囊肿、脑发育不良等。据笔者临床资料统计，脑部占位性器质性病变类癫病占癫病总数不到 5%，临床用药治疗效果不好，首先应考虑手术治疗，再配合药物治疗。

2.脑供血异常型癫痫，可以通过 ECT、脑血流等检查发现脑血管畸形、脑部瘀血等造成脑供血异常的病灶，这类患者占癫痫总数的 30%，通过中药活血化瘀促进供血药物治本，再配合西药治标效果显著，有 79% 患者可以治愈。

3.功能性癫痫既没有占位性病变也没有供血异常，而仅是因为脑内神经功能紊乱引起的发作，此类型癫痫占总数的 65%，通过服药加埋线治疗 87% 的患者可以治愈。

（二）中医辨证

中医之痫症先辨虚实，初患者多实，久病者多虚。实多见痰、火、瘀；虚多见于心、脾、肾亏损。临床中循实则泻之、虚则补之，有痰祛痰，见瘀活血，阴虚风动则滋阴熄风。

1.风痰闭阻

诊断要点：发作前常有眩晕、胸闷、纳呆、恶心呕吐。发作时神志不清，抽搐吐涎，舌苔白腻，脉多弦滑。风痰闭阻型较多见，正所谓"无痰不作痫"。

治疗原则：祛痰开窍，熄风定痫。

处方用药：定痫丸，平时也可用半夏白术天麻汤。丹参 60g、麦冬 60g、天麻 30g、川贝母 30g、姜半夏 30g、茯苓 30g、茯神 30g、胆南星 15g、全虫 15g、甘草 10g、僵蚕 15g、琥珀 15g、灯心草 15g、石菖蒲 15g、陈皮 20g、远志 20g、辰砂 9g，加竹沥 100ml、姜汁 50ml。竹沥、胆南星清热化痰，镇静定痫；半夏、陈皮、贝母、茯苓、麦冬祛痰降逆，并防伤阴；丹参、菖蒲开瘀利窍；全虫、僵蚕熄风止痉；天麻化痰熄风；辰砂、琥珀、远志、灯心草、茯神镇静安神；甘草调和诸药。

2.痰火内盛

诊断要点：发作时抽搐吐涎，平时情绪急躁，口苦而干，便秘，舌红苔黄腻，脉弦滑数。

治疗原则：清肝泻火，化痰开窍。

处方用药：龙胆泻肝汤合涤痰汤。涤痰汤：姜半夏 8g、胆南星 8g、橘红 6g、枳实 6g、茯苓 6g、人参 3g、菖蒲 3g、竹茹 2g、甘草 2g。涤痰汤主治：中风痰迷心窍，舌强不能言语。

3.心肾亏虚

诊断要点：癫痫发作日久，心悸，腰膝酸软。

治疗原则：补益心肾，健脾化痰。

处方用药：大补元煎、六君子汤加减。用熟地、山药、山萸肉、枸杞、当归、杜仲以补养肝肾。人参、甘草补益心气。后方着重益气健脾化痰。①偏于肾虚为主者可用河车大造丸。②日久不愈兼有神志恍惚、抑郁、焦虑可合甘麦大枣汤。

《伤寒论》经方选用：桂枝甘草龙骨牡蛎汤。

桂枝甘草龙骨牡蛎汤方：桂枝一两（去皮），炙甘草二两，龙骨二两，煅牡蛎二两。上四味，以水五升，煮取二升半，去渣，温服八合，日三服。

桂枝甘草龙骨牡蛎汤由小剂量的桂枝甘草汤加龙骨、牡蛎组成。方中桂枝甘草汤补心阳，桂枝仅用一两，而甘草倍于桂枝，以心神浮动，用药宜甘缓，不宜过于辛散之故也；龙骨、牡蛎镇敛以治烦躁。全方相配，标本同治。

本方临床可用于心律失常、精神分裂症、神经衰弱、癫痫、癔症、眩晕、心脏神经官能症、不寐、震颤、雷诺氏综合征、遗尿症、前列腺炎以及儿科常见自汗证，心悸、夜啼、尿频、过敏性鼻炎等均有显著效果。

4.供血异常型

诊断要点：颞叶供血不足的癫痫发病前可有幻觉、恐惧、似曾相识感；枕叶供血不足的患者发病前可有眼花、眼黑；额叶、顶叶供血不足的患者发病前可有手足麻木或抽搐感觉；供血异常的癫痫平时可有头晕头痛等症状。

治疗原则：活血化痰，促进供血。

处方用药：活血定痫胶囊。该方系兰州现代中医药研究所、兰州中医脑病康复医院的经典方，已经甘肃省药监局批准注册用于临床。

5.肝胆郁热

诊断要点：平日胸胁苦满，心烦，心悸，容易受惊引起癫痫发作。

治疗原则：和解少阳，通阳泄热，重镇安神。

《伤寒论》经方选用：柴胡加龙骨牡蛎汤主之。

柴胡加龙骨牡蛎汤方：柴胡四两，龙骨、煅牡蛎、黄芪、生姜（切）、铅丹、桂枝（去皮）、人参、茯苓各一两半，半夏二合半（洗），大黄二两，大枣六枚（掰）。上十二味，水八升，煮取四升；内大黄，更煮一两沸，去渣，温服一升。

方解：柴胡加龙骨牡蛎汤是由小柴胡汤去甘草，加龙骨、牡蛎、桂枝、茯苓、铅丹、大黄而成。方以小柴胡汤和解少阳，转运枢机，畅达三焦为主；加桂枝通阳，茯苓利水；茯苓桂枝相配又能温阳化气利水；加大黄泻热和胃；加龙骨、牡蛎、铅丹重镇安神；去甘草以免甘缓留邪。本方寒温同用，功补兼施，安内解外，清肝胆余热。铅丹有毒，临床可以生铁落、磁石替代。

柴胡加龙骨牡蛎汤临床应用广泛，特别对于精神、神经方面的疾病有效，如抑郁症、焦虑症、精神分裂症、惊恐障碍、自主神经功能紊乱、小儿抽动症、失眠、癫痫、心脏神经官能症、消化性溃疡、甲状腺功能亢进、绝经前后诸症、遗精、高血压、偏头痛、慢性疲劳综合征等。

三、临床速查

痫证 {
风痰闭阻：定痫丸
痰火内盛：龙胆泻肝汤合涤痰汤
心肾亏虚：大补元煎、六君子汤或桂枝甘草龙骨牡蛎汤
供血异常型：活血定痫胶囊
肝胆郁热：**《伤寒论》经方柴胡加龙骨牡蛎汤**
}

癫　狂

　　癫与狂都是精神失常的病患。癫证以沉默痴呆、语无伦次、静而多喜为特征；狂证以喧扰不宁、躁妄打骂、动而多怒为特征。癫证与郁证与现代医学精神科的神经症类同；狂证与精神科的精神分裂症类同。

　　癫狂的病因病机、治疗在历代已有较系统明确的论述。

　　1.《素问·至真要大论篇》："诸躁狂越，皆属于火。"

　　2.《丹溪心法·癫狂》篇指出："癫属阴，狂属阳，大多因痰结于心胸间。"

　　3.明代王肯堂《证治准绳·癫狂痫总论》更对这三种疾病做了明确的论述，为今后治疗指明了方向。

一、类证鉴别

　　1.郁证忧郁伤神、心脾两虚症型与癫证相近。

　　2.狂证与痫证存在相互转化。

二、辨证论治

（一）癫证

1.痰气郁结

诊断要点：精神抑郁、神智痴呆、喃喃独语、不思饮食，舌苔腻，脉弦滑。

治疗原则：理气解郁，化痰开窍。

处方用药：理气导痰汤（半夏、陈皮、茯苓、甘草、生姜、胆星、枳实、木香、香附）加远志、郁金、菖蒲。①甚者可用控涎丹。②痰浊壅盛、脉大有力可暂用三圣散。③如神思迷惘、言语错乱、舌苔白腻、痰迷心窍，先用苏合香丸芳香开窍，继用四七汤加胆南星、郁金、菖蒲、远志。④如不寐易惊、躁烦不安、舌红苔黄、脉滑数等，痰热扰神可用温胆汤加黄连合白金丸。⑤神昏志乱者用至宝丸清心开窍。

《伤寒论》经方选用：对患病日久，阴阳俱虚昼夜皆烦者用茯苓四逆汤。

2.心脾两虚

诊断要点：神思恍惚、善悲欲哭、肢体困乏、饮食减少，舌色淡，脉细无力。

治疗原则：健脾养心，益气安神。

处方用药：养心汤合甘麦大枣汤。方中人参、黄芪、甘草补脾气；川芎、当归养心血；茯苓、远志、柏子仁、酸枣仁、五味子宁心神，更有肉桂引药入心。甘麦大枣汤也是治疗癫证精神恍惚之常用良方。

（一）狂证

1.痰火上扰

诊断要点：性情急躁、面红目赤、狂乱无知、骂詈叫号、毁物伤人、不食不眠，舌红绛苔黄腻，脉弦大滑数。

治疗原则：镇心涤痰，泻肝清火。

处方用药：生铁落饮。天冬 9g、麦冬 9g、贝母 9g、胆南星 3g、橘红 3g、远志 3g、石菖蒲 3g、连翘 3g、茯苓 3g、茯神 3g、元参 5g、钩藤 5g、丹参 5g、辰砂 1g、生铁落 10g。①如痰火壅盛而舌苔黄腻甚者用礞石滚痰丸。②脉弦实、肝胆火盛者可用当归龙荟丸泻肝清火。③阳明热盛、大便秘结、舌苔黄腻、脉实大者加承气汤。④烦渴引饮加石膏、知母，甚者酌用龙虎丸。

《伤寒论》经方选用：白虎汤。

2.火盛伤阴

诊断要点：狂病日久其势渐减，时而烦躁、形瘦面红，舌质红，脉细数。

治疗原则：滋阴降火，安神定志。

处方用药：二阴煎。方中生地、麦冬、玄参养阴清热；黄连、木通、竹叶、灯心草泄热清心安神；茯神、酸枣仁、甘草养心安神。

《伤寒论》经方选用：黄连阿胶汤。

3.瘀血内阻

诊断要点：癫狂瘀血内阻，见面色晦滞，舌质紫黯，舌下脉络瘀阻，脉象沉涩。

治疗原则：活血化瘀。

处方用药：血府逐瘀汤或癫狂梦醒汤加减。

4.血瘀腑实

诊断要点：狂躁发作，多在午后或夜间更甚，舌红苔黄或有瘀斑，脉沉涩。

治疗原则：泻热逐瘀。

《伤寒论》经方选用：桃核承气汤。

桃核承气汤方：桃仁五十个（去皮尖），大黄四两，桂枝三两（去皮），炙甘草二两，芒硝二两。上五味，以水七升，煮取二升半，去渣；内芒硝，更上火，微沸下火，饭前温服五合，日三服，当微利。

本方可用治疗周期性精神分裂症、脑外伤后遗症、缺血性脑中风、慢性肾炎、慢性盆腔炎、糖尿病，高脂血症、前列腺炎，以少腹急结、便秘、神志改变、小便不利、舌质紫暗或有瘀斑为辨证要点。

三、临床速记

癲 {
　痰气郁结：顺气导痰汤或茯苓四逆汤
　心脾两虚：养心汤
　瘀血内阻：血府逐瘀汤或癲狂梦醒汤
}

狂 {
　痰火上扰：生铁落饮或白虎汤
　火盛伤阴：二阴煎或黄连阿胶汤
　血瘀腑实：桃核承气汤
}

郁　证

郁证是由于情志不舒，气机瘀滞所引起的一类病证。主要表现为心情抑郁、情绪不定、胸胁胀痛或易怒善哭、失眠等。可参考现代医学精神病科中的神经症。

一、辨证论治

《医方论·越鞠丸》讲明了郁证病机："凡郁证必先气病，气得流通，郁何于有？"所以治疗郁证的总则就是"疏通气机"。临床首先辨虚实，实证以疏肝理气为主，依其病情分别配以行血、化痰、利湿、清热、消食之剂；虚证则以益气血、扶正为法。

（一）实证

1.肝气郁结

诊断要点：精神抑郁、情绪不宁、善叹息、胸胁胀痛，女子月事不行，苔薄腻，脉弦。

治疗原则：疏肝理气解郁。

处方用药：柴胡疏肝散加减。陈皮 6g、柴胡 6g、川芎 5g、香附 5g、枳壳 5g、芍药 5g、炙甘草 2g。柴胡、枳壳、香附疏肝行气解郁；陈皮理气和中；川芎、芍药、甘草活血化瘀止痛。①嗳气频频、胸脘不畅加旋覆花、代赭石、陈皮平肝降逆。②食滞腹胀者加神曲、山楂、鸡内金以消食化滞。③胸胁胀痛不移或月经不行，加当归、丹参、桃仁、红花活血。

2.气郁化火

诊断要点：性情急躁易怒、嘈杂吞酸、口干而苦、大便秘结，舌红苔黄，脉弦数。

治疗原则：清泻肝火，解郁和胃。

处方用药：丹栀逍遥散合左金丸。

（1）柴胡、白芍、当归、白术、茯苓、甘草、丹皮、栀子。柴胡疏肝解郁；当归、白芍养血柔肝；白术、茯苓健脾去湿；炙甘草益气补中；丹皮、栀子清热泻火。

（2）黄连180g、吴茱萸30g，清肝胃之火。

3.气滞痰郁

诊断要点：咽部不适如有物梗阻，咯之不出咽之不下、胸中窒闷，苔白腻，脉弦滑。

治疗原则：化痰利气解郁。

处方用药：半夏厚朴汤加减。半夏12g、厚朴9g、茯苓12g、生姜9g、苏叶6g。君药：半夏化痰散结，降逆和胃。臣药：厚朴下气除满；茯苓甘淡渗湿，共散结降逆祛痰。佐药：生姜辛温散结、和胃止呕，苏叶理肺疏肝。如兼见呕恶、口苦、苔黄腻可用温胆汤加黄芩、贝母、瓜蒌皮化痰清热而利气机。

《伤寒论》经方选用：栀子厚朴汤。

栀子厚朴汤方：栀子十四个，厚朴四两（炙、去皮），枳实四枚（炙）。上三味，以水三升，煮取一升半，去渣，分二服，得吐者，停止后服。

方解：方中栀子苦寒，清热除烦；厚朴苦温，行气除满；枳实苦寒破结消痞，其取栀子清热除烦。在郁证之实证中，或气滞、或痰凝、或化火的过程中，均可辨证选用。

（二）虚证

1.忧郁伤神

诊断要点：精神恍惚、心神不宁、悲忧善哭，舌质淡苔薄，脉弦细。

治疗原则：养心安神。

处方用药：甘麦大枣汤加味。甘草 9g、小麦 9g、大枣 5 枚。可加柏子仁、枣仁、茯神、合欢花。

2.心脾两虚

诊断要点：多思善虑、少寐健忘、面色不华、头晕神疲，舌质淡，脉细弱。

治疗原则：健脾养心，益气补血。

处方用药：归脾汤。

《伤寒论》经方选用：桂枝人参汤加味。

桂枝人参汤加减方：桂枝二两，炙甘草三两，白术三两，人参三两，干姜一两。加茯苓三两。

桂枝人参汤为理中汤加桂枝而成。在此选用该方时减干姜旨在减少温中之效，减少桂枝则不以升散为求，桂枝合人参与白术旨在补心脾之虚，加茯苓只在祛痰与安神，炙甘草补心脾，全方合用而补益心脾、祛痰安神。

3.阴虚火旺

诊断要点：心悸、少寐、遗精腰酸、月经不调。

治疗原则：滋阴清热，镇心安神。

处方用药：滋水清肝饮加减。方中以六味地黄丸滋阴补肾壮水制火；柴胡、山栀子、丹皮以清泄肝火。①腰酸、遗精、乏力者加龟板、知母、杜仲、牡蛎。②月经不调者加香附、益母草理气开郁调经。

郁证是由于情志不畅，气机郁滞引起的一类病证。郁证可分为虚实两大类，初起多实无不以理气为主，久病多虚则以养血滋阴、益气扶正为主。

《伤寒论》经方选用：黄连阿胶汤。

黄连阿胶汤方：黄连四两，黄芩三两，芍药二两，阿胶三两，鸡子黄两枚。上五味，以水六升，先煮三物，取二升，去渣；内阿胶

烊化，小冷；内鸡子黄，搅令相得，温服七合，日三服。

二、临床速记

郁证
- 实证
  - 肝气郁结：柴胡疏肝散
  - 肝郁化火：丹栀逍遥散
  - 气滞痰郁：半夏厚朴汤或栀子厚朴汤
- 虚证
  - 忧郁伤神：甘麦大枣汤
  - 心脾两虚：归脾汤或桂枝人参汤加味
  - 阴虚火旺：滋水清肝饮或黄连阿胶汤

不　寐

不寐即失眠，是指经常不能按时正常睡眠为特征的一种病证。失眠原因很多，轻重不一，治疗也不尽相同。

《素问·举调论篇》："胃不和则卧不安。"《金匮要略·血痹虚劳病》写有"虚劳虚烦不得眠"的论述。《景岳全书·不寐》进一步做了分析总结，明确了邪实正虚的分型。

一、辨证论治

不寐的原因有很多，但就其病理、病机总属"阳盛阴衰，阴阳失交"，治疗上以"补虚泻实，调整阴阳"为原则。

（一）实证

1.心火亢盛

诊断要点：心烦失眠、口干口苦、小便短赤，舌尖红、芒刺，脉数。

治疗原则：清泻心火，重镇安神。

处方用药：朱砂安神丸。朱砂 15g、黄连 18g、炙甘草 16g、生地黄 8g、当归 8g。朱砂重镇安神，寒能胜热以制浮游之火；黄连苦寒泻火、清热除烦，两药相配共具泻火除烦、重镇安神之功是为君药。当归养血，生地滋阴，补其耗伤的阴血为臣药。甘草调和诸药。泻火养阴标本同治，心烦失眠诸证自愈。

2.肝郁化火

诊断要点：不寐、急躁易怒、目赤口苦、大便秘结，舌红苔黄，脉弦而数。

治疗原则：疏肝清热，佐以安神。

处方用药：龙胆泻肝丸加味。龙胆草 6g、黄芩 9g、栀子 9g、泽泻 12g、木通 9g、车前子 9g、当归 3g、生地 9g、柴胡 6g、生甘草 6g。君药：龙胆草大苦大寒泻肝胆实火。臣药：黄芩、栀子苦寒泻火助君药。佐药：泽泻、木通、车前子清热利湿；生地、当归滋阴养血。防苦寒燥湿再耗其阴。使药：柴胡为引经药，甘草调和诸药。在此基础上：①加朱砂、茯神、龙骨、牡蛎以镇心安神。②胸闷胁胀善叹息者，加郁金、香附之类疏肝解郁。

3.痰热内扰

诊断要点：不寐头重，痰多胸闷、恶食嗳气，苔腻而黄，脉滑数。

治疗原则：化痰清热，和中安神。

处方用药：温胆汤加黄连加山栀子。半夏 6g、竹茹 6g、枳实 6g、陈皮 9g、甘草 3g、茯苓 5g。君药：半夏降逆和胃、燥湿化痰。臣药：竹茹清热化痰、止呕除烦；枳实行气消痰。佐药：陈皮理气燥湿；茯苓健脾渗湿，使湿去痰消。使药：姜、枣、甘草益脾和胃而调和诸药。①癫痫者加胆南星。②心悸、惊惕不安者再加珍珠母、朱砂之类镇惊定志。③若痰食阻滞胃中不和者加消导之品。④痰热重而大便不通者可用礞石滚痰丸。

《伤寒论》经方选用：

（1）热扰胸膈

诊断要点：口苦、咽燥、胸腹满、饥不能食、心中懊恼，心中烦乱、不得眠，舌苔黄或黄白相间。

治疗原则:清宣郁热。

处方用药:**栀子豉汤**。

栀子豉汤方:栀子十四个(擘),香豉四合(绵裹)。上两味,以水四升,先煮栀子,得二升半;内豉,煮取一升半,去渣;分为二服,分进一服,得吐者,止后服。

(2)少阳阳明结聚

诊断要点:胸胁苦满,郁郁微烦,心下急或痞硬,大便秘结或下利臭秽不爽,小便黄,不得眠,舌红苔黄少津,脉弦数。

治疗原则:和解少阳,通下里实。

处方用药:**大柴胡汤**。

大柴胡汤方:柴胡半斤,黄芩三两,芍药三两,枳实四枚(炙),大黄二两,半夏半升(洗),大枣十二枚(擘),生姜五两(切)。上七味,以水一斗二升,煮取六升,去渣;再煎,温服一升,日三服。

方解:大柴胡汤为小柴胡汤去人参、炙甘草,加芍药、枳实、大黄而成。方以小柴胡汤和解少阳为主;因病兼阳明里实故去人参、甘草,以免甘壅助邪;加芍药以和营通络,缓急止痛,且可同泻大便;加大黄、枳实破结下气,通下里实。合之共奏和解少阳、通下里实之功。肝胆和、里实下、人得眠。正可谓是:胃不和则卧不安,如此之胃和则眠。

(3)肝胆郁热

诊断要点:胸满、烦惊、不眠、谵语、一身尽重、不可转侧。

治疗原则:和解少阳,通阳泻热,重镇安神。

处方用药:**柴胡加龙骨牡蛎汤**。

柴胡加龙骨牡蛎汤方:柴胡四两,龙骨、煅牡蛎、黄芩、铅丹、桂枝(去皮)、人参、茯苓、生姜(切)各一两半,半夏二合半,大黄二两,大枣六枚(擘)。上十二味,以水八升,煮取四升;内大黄,更煮一两沸,去渣,温服一升。

方解：柴胡加龙骨牡蛎汤是由小柴胡汤去甘草，加龙骨、牡蛎、桂枝、茯苓、铅丹、大黄而成。方以小柴胡汤和解少阳转运枢机，畅达三焦为主；加桂枝通阳，茯苓利水、安神，苓桂相伍又能温阳化气利水；加大黄泄热和胃；加龙骨、牡蛎、铅丹重镇安神；去甘草，以免甘缓留邪。共同起到和解少阳，通阳解热，重镇安神作用。方中铅丹有毒，可以生铁落、磁石替代。

（4）水热互结

诊断要点：口渴、呕、咳、心烦不得眠。

治疗原则：清热，利水，滋阴。

处方用药：**猪苓汤**。

猪苓（去皮）、茯苓、泽泻、阿胶、滑石（碎）各一两。上五味，以水四升，先煮四味，取二升，去渣；内胶烊化，温服七合，日三服。

猪苓汤由猪苓、茯苓、泽泻、阿胶、滑石组成。猪苓、茯苓、泽泻甘淡渗泄以利水；滑石甘寒，清热利窍，既能清热，又能利水；阿胶甘平，滋阴润燥，使水结得利，阴虚得补，标实去本虚补，心烦不眠得愈。

（二）虚证

1.阴虚火旺

诊断要点：心烦不寐、腰酸梦遗、五心烦热、口干津少，舌红，脉细数。

治疗原则：滋阴降火，养心安神。

处方用药：黄连阿胶汤或朱砂安神丸。黄连、阿胶、黄芩、鸡子黄、白芍。黄连阿胶汤重在滋阴清火，眩晕、耳鸣可加牡蛎、龟板、磁石重镇潜阳，阳升得平，阳入于阴，疗效更为显著。

2.心脾两虚

诊断要点：多梦易醒、肢倦神疲、饮食无味、面色少华，舌淡苔薄，脉细弱。

治疗原则：补养心脾，以气生血。

处方用药：归脾汤（方略）。①心血不足者加熟地、白芍、阿胶以养心血。②不寐较重者酌加五味子、柏子仁以养心安神，或加合欢花、夜交藤、龙骨、牡蛎以镇静安神。③兼见脘闷纳呆苔滑腻者，加半夏、陈皮、茯苓、厚朴。

《伤寒论》经方选用：桂枝人参汤加味。

桂枝二两，炙甘草二两，白术三两，人参三两，干姜一两。加茯神五两。

3.心胆气虚

诊断要点：不寐多醒、易惊醒、胆怯心悸、遇事易惊，脉弦细。

治疗原则：益气镇惊，安神定志。

处方用药：安神定志丸（方见心悸篇）。①血虚阳浮、虚烦不寐者用酸枣仁汤。②血虚肝热而不寐者宜用琥珀多寐丸。③若心肾不交、阳虚上扰者可用交泰丸。

《伤寒论》经方选用：桂枝甘草龙骨牡蛎汤。

桂枝二两（去皮），炙甘草二两，龙骨二两，煅牡蛎二两。上四味，以水五升，煮取二升半，去渣；温服八合，日三服。

方解：桂枝甘草龙骨牡蛎汤由小剂量的桂枝甘草汤加龙骨、牡蛎组成。方中桂枝甘草汤温补心阳，桂枝仅一两，而甘草倍于桂枝，以心神浮动，用药宜甘缓，不宜过于辛散之故也；龙骨、牡蛎镇敛心神治心烦失眠。全方起到补心胆气虚，重镇安神之效。

桂枝甘草龙骨牡蛎汤可用于心律失常、精神分裂症、神经衰弱、痞症、眩晕、心脏神经功能症、失眠、震颤、雷诺氏综合征、遗尿症、前列腺炎以及儿科汗症、心悸、夜啼、尿频、过敏性鼻炎等。

二、临床速记

失眠
- 实证
  - 心火亢盛：朱砂安神丸
  - 肝郁化火：龙胆泻肝加味
  - 痰热内扰：温胆汤加黄连、栀子
  - 热扰胸膈：栀子豉汤
  - 少阳阳明结聚：大柴胡汤
  - 肝胆郁热：柴胡加龙骨牡蛎汤
  - 水热互结：猪苓汤
- 虚证
  - 阴虚火旺：黄连阿胶汤、朱砂安神丸
  - 心脾两虚：归脾汤或桂枝人参汤加味
  - 心胆气虚：安神定志丸或桂枝甘草、龙骨牡蛎汤
  - 血虚阳浮：酸枣仁汤
  - 血虚肝热：琥珀多寐丸
  - 心肾不交：交泰丸

痴　呆

　　痴呆，是以呆傻愚笨为主要临床表现的一种神志疾病，轻者可见寡言少语，反应迟钝，善忘等症；重则表现为神情淡漠，终日不语，苦笑无常，分辨不清昼夜，外出不知归途，不欲食，不知饥，二便失禁，生活不能自理。可见于西医之脑叶萎缩症、代谢性脑病、中毒性脑病、淀粉样血管病。

一、辨证论治

（一）虚证

1.髓海不足

诊断要点：记忆力、计算力明显减退，神情呆滞，常闭门独居，语不达意，常有口误，伴腰膝酸软，步履艰难，脉沉细。

治疗原则：补肾益髓，填精养髓。

处方用药:七福饮加减。

2.脾肾两虚

诊断要点:善忘,缺乏感情,呆滞寡言,伴腰酸,纳呆气短,五更泻,四肢不温,舌淡体胖大,脉沉细。

处方用药:还少丹(还壮丹)。方中熟地、枸杞子、山萸肉滋阴补肾;肉苁蓉、巴戟天、小茴香温补肾阳;杜仲、怀牛膝、楮实子补益肝肾;人参、茯苓、山药益气健脾而补后天;远志、五味子、石菖蒲养心安神开窍。

(二)实证

1.痰浊蒙窍

诊断要点:善忘,迟钝,表情异常,苦笑无常,舌苔白腻。

治疗原则:豁痰开窍,健脾化浊。

处方用药:涤痰汤加减。姜半夏 8g、胆南星 8g、陈皮 6g、枳实 6g、茯苓 6g、人参 3g、石菖蒲 3g、竹茹 2g、甘草 2g。

2.瘀血内阻

(1)气虚血瘀

诊断要点:善忘呆滞,言语模糊不清,行为古怪,时哭时笑,手足麻木,少气乏力,脉细涩。

治疗原则:益气养血,化瘀通络。

处方用药:补阳还五汤。黄芪 120g、当归 6g、赤芍 6g、地龙 3g、川芎 3g、红花 3g、桃仁 3g。黄芪大补脾胃之元气,使气旺以促血行,祛瘀不伤正。归尾活血祛瘀而不伤好血之妙为臣,川芎、赤芍、桃仁、红花助归尾活血祛瘀,地龙通筋活络。

(2)气滞血瘀

诊断要点:善忘呆滞,语言不清,行为古怪,两目晦暗,脉细涩。

治疗原则:活血化瘀,开窍醒脑。

处方用药:通窍活血汤。赤芍 3g、川芎 3g、桃仁 9g、红花 9g、老葱 3g、红枣 5g、黄酒 250ml。

二、《伤寒论》经方选用

(一)茯苓四逆汤

茯苓四逆汤方:茯苓四两,人参一两,炙甘草二两,干姜一两半,附子一枚(生用、去皮、破八片)。

1.对脾肾两虚型加熟地二两、石菖蒲二两。

2.对痰浊蒙窍型去附子,加胆南星一两、石菖蒲二两。

(二)桃核承气汤

桃核承气汤方:桃仁五十个(去皮尖),桂枝二两(去皮),炙甘草二两,大黄四两(本证酒炙),芒硝二两。

1.对气虚血瘀型去芒硝,加黄芪六两。

2.对气滞血瘀型加川芎三两。

三、临床速记

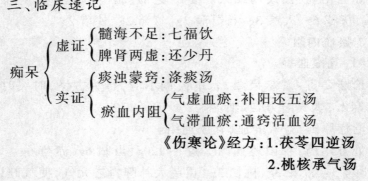

痴呆
- 虚证
  - 髓海不足:七福饮
  - 脾肾两虚:还少丹
- 实证
  - 痰浊蒙窍:涤痰汤
  - 瘀血内阻
    - 气虚血瘀:补阳还五汤
    - 气滞血瘀:通窍活血汤

《伤寒论》经方:1.茯苓四逆汤

2.桃核承气汤

脑 性 瘫 痪

脑性瘫痪简称脑瘫,脑瘫是现代医学的称谓,属于中医"五迟""五软""五硬"和"痿证"的范畴。

一、病因病机

(一)中医论证病机

中医认为,本病主要由于患儿先天禀赋不足,"脑为髓海",

肾主骨生髓。因小儿先天肾精不足,脑髓失养为主。或有瘀血、痰浊阻于脑络,而致脑髓失其所养。

（二）现代医学之病因

1.母体因素:如宫内感染,多胎,习惯性流产,缺氧,中毒,接触射线,高龄妊娠,高血压等。

2.分娩因素:产程过长,宫内缺氧(脐带绕颈,羊水异常),难产,用产钳、吸引器助产造成颅脑外伤以及重症窒息继发的新生儿缺氧、缺血性脑病。

3.新生儿因素:低体重儿,早产儿,未成熟小样儿,过期产,新生儿惊厥,黄疸,低血糖,贫血,出血等。

4.家族因素:家庭或直系亲属有先天遗传病。

二、临床表现与诊断

1.按运动障碍性质分类

（1）痉挛型:是临床上最常见的脑瘫类型,约占脑瘫儿的70%,主要病变部位在锥体系。伸张反射亢进是本型特征,表现为肌张力提高,肌力差,腱反射亢进,病理反射阳性。肘关节、膝关节、髋关节屈曲,腕关节掌屈,拇指内收,扶站时足尖着地,膝反张,步行时呈剪刀步态等异常姿势。

（2）手足徐动型:易损部位在大脑深部基底节、锥体外系部分。以难以用意志控制的肢体不自主运动为主要表现,颜面肌肉、发声、相关器官多受累,故常伴语言障碍。

（3）肌张力低下型:以缺乏抗重力的能力而造成自主性能力低下为其特征,肢体松软但腱反射可存在(软瘫)。

（4）强直型:全身肌张力显著增高僵硬,锥体外系受损症状。

（5）共济失调型:其主要原因是由于大脑的器质性病变,还有锥体系、锥体外系和深部感觉系的病变。表现为动作不协调,手和头部震颤,醉酒步态,语言缺乏声调,徐缓,感觉异常。

（6）震颤型:多为锥体外系相关的静止性震颤。

（7）混合型：有两种或两种以上发生混合的。

2.伴随症状和疾病

作为脑损伤的共同表现，可出现生长发育较正常儿差，常有流口水，咀嚼、吞咽、吸吮困难，牙齿发育不良；一岁以上合并智障，情绪问题，癫痫，语言、听觉、视觉障碍，行为障碍等。

3.诊断

（1）引起脑性瘫痪的脑损伤为非进行性。

（2）引起运动障碍的病变部位在脑部。

（3）症状在婴儿期出现。

（4）有时合并智力障碍、癫痫、感知觉障碍及其他异常。

（5）应与进行性疾病所致的中枢性运动障碍及正常小儿暂时性的运动发育迟缓等疾病鉴别。

①婴儿脊髓性进行性肌萎缩：为常染色体隐形遗传病，智力正常，大多数患儿在 3~6 个月后出现，对称性肌无力，肌张力低下，腱反射减低或消失等。进行性、无力情况逐渐加重。脊髓 MRI 和肌电图可协助诊断。②脑白质发育不良：为常染色体隐形遗传病，1~2 岁生病，生病前运动发育正常，发病后症状呈进行性加重，表现为步态不稳、语言障碍、视神经萎缩，最终会大脑强直。

三、治疗

（一）西医治疗

1.功能训练

（1）体能运动训练（PT）：主要是通过运动功能训练来促进正常运动及姿势发育、控制运动，以达到康复的目的。

（2）技能训练（OT）：主要训练上肢和手的精细运动，提高患儿独立生活技能。

（3）语言训练：包括听力、发育、语言和咀嚼吞咽功能的协同矫正。

2.药物治疗

（1）脑细胞营养药物有助于正常脑细胞的生长代谢,改善脑功能。

（2）兰州中医脑病康复医院研制生产的"补肾健脑胶囊"以健脾补肾益脑开窍的功用在临床上收到了显著的效果。

3.手术治疗

主要用于痉挛型,目的是解除痉挛,降低过高的张力,恢复或改善肌力和肌张力的平衡。

（二）中医治疗

1.肝肾亏虚

肢体不自主运动,关节活动不灵,手足徐动或震颤,动作不协调或语言不利,或失明失聪,舌淡苔白,脉细弱。治宜滋补肝肾,强筋健骨。方选六味地黄丸合虎潜丸。①失明者加桑椹子、沙苑子、羊肝养肝明目。②失语者加远志、郁金、石菖蒲化痰开窍。

2.脾肾两虚

头颈软弱,不能抬举,咀嚼困难,肌肉松软无力,面白无华,脉沉无力。治宜健脾补肾,生肌健骨,补中益气合补肾地黄丸。

《伤寒论》经方选用:桂枝人参汤加减。

桂枝二两,炙甘草二两,白术三两,人参三两。加熟地二两、肉苁蓉二两。

3.肝强脾弱

肢体强直拘挛,强硬失用,烦躁易怒,遇外界刺激后加重,食少纳呆,肌肉瘦削,舌质胖大或瘦薄,脉沉弱或细。治宜柔肝健脾,益气养血。方选六君子汤合舒筋汤加减。①肢体强直加黄精、当归、白芍养血柔肝。②食欲差加陈皮、焦山楂、鸡内金。

《伤寒论》经方选用:芍药甘草汤或桂枝加葛根汤。

（1）芍药甘草汤方（用于下肢痉挛）。白芍药、炙甘草各四两。上二味,以水三升,煮取一升半,去渣,分温再服。

（2）桂枝加葛根汤方（用于上肢痉挛）。葛根四两,芍药二两,

炙甘草二两,桂枝二两(去皮),大枣十二枚(掰),生姜三两(切)。

4.痰瘀阻络

智力低下,肌肤甲错,毛发枯槁,吞咽困难,关节强硬,肌肉软弱,动作不自主,舌质紫暗,苔白腻,脉沉涩。治则:涤痰开窍,活血通络。方选通窍活血汤合二陈汤加减。①肢体强直加当归、鸡白藤养血活血。②抽搐者加龙骨、牡蛎、天麻、钩藤祛风止痉。

《伤寒论》经方选用:茯苓桂枝白术甘草汤。

茯苓桂枝白术甘草汤方:茯苓四两,桂枝三两(去皮),白术二两,炙甘草二两。上四味,以水六升,煮取三升,去渣,分温三服。

方解:苓桂术甘汤中茯苓健脾养心,利水渗湿;桂枝温阳化水,温通经络;白术、甘草补脾益中,培土强源;且茯苓、白术相配,又能增加健脾利水之力,桂枝、甘草相伍,更可发挥温通阳气之功。全方充分体现了仲景"痰饮者,当以温药和之"的思想。

苓桂术甘汤临床可用于充血性心力衰竭、小儿哮喘、慢性支气管炎、胆汁反流性胃炎、胃脘痛、胃下垂、肠易激惹综合征、尿路结石、慢性肾小球肾炎、肾病综合征、梅尼埃综合征、脑积水、椎-基底动脉缺血性眩晕、老年单纯收缩期高血压、盆腔积液等属于脾阳虚水气内停、痰瘀阻络者。

四、临床速记

脑性瘫痪 {
肝肾亏虚:六味地黄丸合虎潜丸
脾肾两虚:补中益气合补肾地黄丸或桂枝人参汤加减
肝强脾弱:六君子汤合舒筋汤或芍药甘草汤、桂枝加葛根汤
痰瘀阻络:通窍活血汤合二陈汤或苓桂术甘汤
}

多　动　症

多动症又称注意缺陷与多动障碍。多动症的发病年龄为2~21岁,发病率为3%~5%,男女之比为9∶1,本病在中医属于"失聪""健忘""疳证""虚烦"等范畴。

一、临床表现

1.注意障碍:主动注意缺陷易分心,听人讲话心不在焉。

2.活动过多:活动多难静坐,小动作多,抢着说话,易发生纠纷。

3.学习困难:难以集中注意力,所以学习不好。

4.行为问题:幼稚任性,自制力差,易冲动,挫折感强。

5.神经精神发育障碍:协调动作差,空间位置觉、前庭平衡功能等发育不良,因而精细动作完成困难,如翻手、对指、系鞋带、系纽扣等不灵活;常左右难分,写字把偏旁写错等。

二、鉴别诊断

1.精神发育迟滞:是一种起病于发育成熟(18岁)以前,由于先天或后天的生物学方面或社会的、心理方面的不利因素,使精神发育不全或精神发育受阻,表现为智力低下和社会适应不良的综合征。

2.儿童孤独症:突出表现在对他人方面缺少感情,顽固的孤独症依恋某些东西,部分患者在一段性智力落后的背景下,可有某方面的特殊能力,一般无显著痴呆容貌。

3.精神分裂症:早期可表现为注意力不集中,活动过多以及违纪行为,学习成绩下降,但随之出现精神分裂症的特异表现,如幻觉、妄想、情感淡漠、思维不连贯、思维贫乏、行为怪异等。

4.抽动障碍:往往是多组肌群不自主抽动及不自主发声。从面部开始,如眨眼、弄眉、摇头,渐至扭脖子、耸肩、腹肌抽动等,或有清嗓、干咳、哼声,50%的患儿可伴有多动症。

三、辨证论治

多动症从现代医学角度来讲有七个方面的原因:①遗传;②脑皮质功能发育不良;③脑供血异常;④脑神经递质传代谢异常;⑤脑部疾病及外伤;⑥铅中毒;⑦负面事件。

笔者从临床统计常见的内因有三种:首先是脑皮质功能发育不良,其次是脑供血异常,第三是脑神经递质传代谢异常;外因或者说诱发原因即负面事情。从中医角度讲,肾为先天之本,主骨生髓,髓指脑髓引申为脑发育、脑代谢类问题,所以从西医方面常见的三个原因归属于中医之先天不足引起,无论从这个角度讲还是从临床症状讲,"本虚是多动症的主要病机"。在本虚的前提下也有标实的现象,多属气血运行不畅,郁而化热(火),阴虚火旺,火灼阴成痰,所以在临床中也可见到相火旺动、痰邪作祟的患儿。

1.肾阴亏虚

诊断要点:多动多语,烦躁易怒,运动不自主,五心烦热,口干咽燥,少寐多梦,脉细数,舌红少津。

治疗原则:滋阴潜阳,宁神益智。

处方用药:孔圣枕中丹合六味地黄丸。龙骨、牡蛎、石菖蒲、远志、生龟板、知母、黄柏、地黄、山药、泽泻、茯苓、山萸肉、丹皮。①烦躁不安明显者加钩藤、紫贝齿、珍珠母。②多动任性严重者加龟板、熟地。

2.心脾两虚

诊断要点:运动不自主,面色少华,易惊少寐,健忘。

治疗原则:补气健脾,养心宁神。

处方用药:归脾汤合桂枝加龙骨牡蛎汤。党参、白术、黄芪、当归、茯苓、远志、酸枣仁、桂枝、白芍、菖蒲、炙甘草、煅龙牡。①纳呆者加神曲、炒谷芽、炒麦芽。②脾虚便溏者加煨木香、葛根、炒山药。

《伤寒论》经方选用：桂枝人参汤加减。

3.痰火扰神

诊断要点：多动多语，哭笑无常，躁动不安，冲动任性。

治疗原则：清热祛痰，宁心安神。

处方用药：黄连温胆汤加味珍珠母、陈皮、法半夏、茯苓、甘草、竹茹、瓜蒌、枳实、黄连、石菖蒲。①痰多者加天竺黄、胆南星、礞石。②失眠者加夜交藤。③记忆力差者加远志、五味子、熟地、山萸肉。④面青唇紫、毛发不荣、兼血瘀者加红花、桃仁、牛膝。

《伤寒论》经方选用：栀子厚朴汤加味。

栀子十四个（掰），厚朴四两（炙、去皮），枳实四枚（炙）。加竹茹二两、胆南星二两。

四、临床速记

多动症
- 肾阴亏虚：孔圣枕中丹合六味地黄丸
- 心脾两虚：归脾汤合桂枝加龙骨牡蛎汤
- 痰火扰神：黄连温胆汤或栀子厚朴汤

《伤寒论》经方选用：桂枝人参汤加减

抽 动 症

多发性抽动症又称抽动秽语综合征，是一种复杂的慢性神经精神障碍，起病于儿童和青少年时期，主要表现为不自主的、反复的、快速的一个部位或多个部位肌肉运动性抽动和发声性抽动的综合征，并且伴有诸多行为问题，如语言缺陷多动障碍、强迫障碍、睡眠障碍和情绪障碍等。儿童发病率为 2.9%，男孩多于女孩，男女比为 5∶1，属中医之"肝风""瘛疭"范畴。

一、临床表现

1.运动抽动:常由眼、面部开始,逐渐发展至颈、肩、上肢、躯干及下肢。抽动呈突然、快速、多变、反复发生、无节律等特点。临床可分为简单、复杂两类。

(1)常见简单性运动抽动有:眨眼、眼球转动、皱眉、缩鼻、努嘴、伸舌、张口、摇头、点头、伸脖、耸肩、甩臂、搓指、握拳、挺胸、扭腰、收腹等。

(2)复杂性运动抽动:表现为各种形态奇特的抽动,如冲动性地触摸东西、刺戳东西、跺脚、似触电样全身抖动、走路回旋、转动腰臂、蹲下、跪地等。

2.发声抽动:发声抽动一般表现为清嗓、咳嗽、吸鼻、吐痰声、咂舌声、哼声、吠叫声、啊叫声等。

3.行为症状:轻者躁动不安,过分敏感,易激怒或行为退缩;重则注意力不集中、激动、强迫动作、强迫思考、冲动、攻击、自伤行为、学习困难以及情绪障碍等。

二、治疗原则

应本着药物治疗与心理治疗相结合,中医与西医相结合,以最小的剂量,最小的副作用,急则治其标,缓则治其本。

(一)西医治疗

1.药物治疗

(1)氟哌啶醇:有效率为 60%~85%,一般首次剂量为每日 0.25mg,每 5d 增加 0.25mg。

(2)泰必利:有效率为 76%~87%,初始剂量 50mg,每日 3次,坚持 2~3 个月。

(3)可乐定:有效率为 50%~86%,适用于多动症患儿,或因脑中枢兴奋剂而诱发抽动障碍者,或服氟哌啶醇、泰必利治疗无效者。剂量为每日 0.05mg。不服药的儿童也可贴片剂,0.5~1 片贴于耳后即可,每周换 1 次。

（4）四氢小檗碱：总有效率为 88.7%，用量为每次每千克体重 1.5~2mg，每日 2 次，服 3~4d 后，症状可减轻。

（5）利培酮：多用于 15 岁以上患儿。

2.心理治疗

支持性心理康复和行为疗法是辅助疗法，不可单独使用，以免延误病情。

(二)中医治疗

1.肝亢风动

急躁易怒，面红目赤，挤眉眨眼，撅嘴叫喊，摇头耸肩，发作频繁，抽动有力，大便秘结。

治疗原则：清肝泻火，熄风镇惊。

处方用药：天麻钩藤汤加减或泻青丸。天麻 9g、钩藤 12g、石决明 18g、山栀子 9g、黄芩 9g、川牛膝 12g、杜仲 9g、益母草 9g、桑寄生 9g、夜交藤 9g、炒茯神 9g。①抽动频繁者加全蝎、珍珠母平肝熄风止痉。②喉中痰鸣怪声者加天竺黄、石菖蒲清热化痰。③中成药可选丹栀逍遥丸。

2.痰热扰神

诊断要点：头面、躯干、四肢肌肉抽动，频繁有力，喉中痰鸣，怪声不断，甚或骂人，烦躁口渴，睡眠不安。

治疗原则：泻火涤痰，清心安神。

处方用药：黄连、陈皮、半夏、竹茹、枳实、茯苓、甘草。①抽动甚者加全蝎、珍珠母、天麻、僵蚕平肝熄风祛痰。②积滞内停者加山楂、麦芽、槟榔消食导滞。③睡眠不安者加生龙齿、合欢皮清心安神。

《伤寒论》经方选用：栀子厚朴汤加味。

栀子十四个（掰），厚朴四两（炙，去皮），枳实四枚（炙）。加竹茹二两、胆南星二两。

3.脾虚肝旺

诊断要点：面色萎黄，精神疲惫，胸闷不适，食欲不振，睡卧露睛,喉中作声,肝风内动,苔腻,脉弦无力。

治疗原则:健脾化痰,平肝熄风。

处方用药:钩藤散合异功散。

(1)钩藤散:钩藤、蝉蜕壳、防风、人参、麻黄、白僵蚕、天麻、蝎尾、甘草、川芎、麝香。

(2)异功散即四君子汤加陈皮而成:人参 10g、白术 9g、茯苓 9g、甘草 6g、陈皮 9g。

①胸闷痰多者加石菖蒲、郁金化痰开窍。②食少便溏者加神曲、麦芽开胃消滞。③抽动频繁者加木瓜、牡蛎柔肝缓急熄风。

《伤寒论》经方选用:柴胡加龙骨牡蛎汤加减。

4.阴虚动风

诊断要点:形体消瘦,两颧潮红,五心烦热,性情急躁,睡眠不安,口出秽语,挤眉眨眼,耸肩摇头,肢体震颤,大便干结,舌红绛、苔光剥,脉细数。

治疗原则:滋阴潜阳,柔肝熄风。

处方用药:大定风珠加减。鸡子黄 2 个、阿胶 9g、地黄 18g、麦冬 18g、白芍 18g、龟板 12g、鳖甲 12g、麻子仁 6g、牡蛎 12g、五味子 6g、炙甘草 12g。①心神不定、惊悸不安者加茯神、酸枣仁养心安神。②血虚失养加何首乌、天麻养血柔肝。③中成药用杞菊地黄丸。

《伤寒论》经方选用:芍药甘草汤。

5.风痰鼓动

诊断要点:情志不畅,常摇头耸肩,步态不稳,皱眉眨眼,抽动有力,舌红苔黄腻,脉弦数而浮。

治疗原则:平肝熄风,清热化痰。

处方用药:清热化痰丸加减。瓜蒌仁 30g、陈皮 30g、黄芩 30g、杏仁 30g、枳实 30g、茯苓 30g、胆南星 45g、制半夏 45g、钩藤、蝉蜕、白蒺藜、夏枯草。①抽动重者加琥珀、炮山甲。②目赤者加谷精草。

多动症、抽动症是儿童行为情绪障碍性疾病，属于神经精神科范畴，其实多动症、抽动症发病率很高，但其因表象症状轻微而易被忽视，或者因为人们对这类疾病缺少认识，或者还有认为到长大就自然而然好了等，总之是人们对这种疾病了解太少，所以作为医务人员有责任、有义务介绍普及这类知识。

多动症、抽动症从表面看似乎是小孩的坏毛病，但其病因病理复杂，顽固反复，不及时治疗后果严重：

首先会影响小孩健康人格的形成。多动症、抽动症主要以注意力缺陷、行为情绪难以自制为特点，因此影响学习成绩和人际关系，久而必然出现同学歧视、老师批评、家长打骂等，因此会使小孩行为退缩，自卑自闭，渐渐形成抑郁性人格，影响孩子的一生。

其次是少年犯罪。从国外资料报道，80%的少年犯有多动症、抽动症病史，也可想而知，抑郁性人格压抑过久，在遇到某个事情时会因情绪难以控制而爆发，造成犯罪行为。

最后是50%的多动症、抽动症会发展成严重的精神疾病。从精神病病史调查可以发现50%以上的患者有多动症、抽动症病史。

总之，多动症、抽动症并不是一个小毛病，而是一种非常复杂的神经精神系统疾病，如不能及早治疗后果非常严重，希望家长、教育部门、卫生部门能够重视。

四、临床速记

抽动症 {
痰热扰神：黄连温胆汤或栀子厚朴汤加味
脾虚肝旺：钩藤散合异功散或柴胡加龙骨牡蛎汤
阴虚动风：大定风珠或芍药甘草汤
风痰鼓动：清热化痰丸
}

颤　证

颤证是一种由内伤积损或其他慢性病症致筋脉失荣失控，以头身肢体不自主地摇动、颤抖为主要表现的一种病症。属于西医帕金森氏病范畴。

一、病机病理

1.颤证的基本病机是肝风内动。

2.颤证的基本病理是本虚标实。

二、辨证论治

(一)实证

1.肝阳化风

诊断要点：眩晕头胀，面红，口干舌燥，腰膝酸软，易怒，渐见头摇肢颤，不能自主。脉弦。

治疗原则：平肝潜阳。

处方用药：滋生清阳汤。柴胡、石斛、麦冬、甘菊、桑叶、生地、磁石、薄荷、天麻、石决明、丹皮。

2.痰热动风

诊断要点：肢体颤抖，胸闷烦躁，头晕目眩。

治疗原则：清热化痰，镇肝熄风。

处方用药：导痰汤合羚角钩藤汤。

（1）半夏 6g、胆南星 3g、枳实 3g、茯苓 3g、陈皮 3g、甘草 2g、生姜 3g。

（2）水牛角 4g、桑叶 6g、川贝 12g、生地 15g、双钩藤 9g、菊花 9g、茯神 9g、生白芍 9g、竹茹 15g、生甘草 3g。痰热烦躁少寐者可用黄连温胆汤。

《伤寒论》经方选用：栀子厚朴汤加味。

栀子十四个（擘），厚朴四两（炙、去皮），枳实四枚（炙）。加

胆南星二两、牡蛎二两(先煎)。

3.瘀血生风

诊断要点:肌肤甲错,毛发枯槁。

治疗原则:活血化瘀。

处方用药:通窍活血汤。赤芍 3g、川芎 3g、桃仁 9g、红花 9g、红枣 5g、老葱 3g、麝香 0.5g,黄酒作引。

《伤寒论》经方选用:桃核承气汤加减。

桃仁五十个(去皮尖),桂枝二两(去皮),炙甘草二两,芒硝减至一两,大黄四两(酒)。加赤芍三两。

(二)虚证

1.阴虚生风

诊断要点:头部及肢体摇动,抖颤,舌红少津。

治疗原则:滋阴熄风。

治疗用药:大定风珠。鸡子黄 2 枚、生白芍 18g、阿胶 9g、生龟板 12g、干地黄 18g、麻仁 6g、五味子 6g、麦冬 18g、牡蛎 12g、炙甘草 12g、鳖甲 12g。君药:鸡子黄、阿胶滋阴养液以熄内风。臣药:地黄、麦冬、白芍滋阴柔肝;龟板、鳖甲滋阴潜阳。佐使药:麻仁养阴润燥,牡蛎平肝潜阳,五味子、炙甘草酸甘化阴,加强滋阴熄风。

2.血虚生风

诊断要点:头摇肢颤,心悸乏力,面色不华。

治疗原则:益气养血,濡养筋脉。

处方用药:阿胶鸡子黄汤。阿胶 6g、生白芍 9g、石决明 15g、双钩藤 6g、生地 12g、益母草 2g、生牡蛎 12g、络石藤 9g、茯神木 12g、鸡子黄 2 个。君药:阿胶、鸡子黄滋阴血、熄阳风。臣药:生地、芍药、甘草酸甘化阴、柔肝熄风。佐药:钩藤、石决明、牡蛎平肝潜阳。使药:茯神、络石藤、白芍、甘草舒筋通络。

3.阳气虚衰

诊断要点:头摇肢颤,筋脉拘挛,畏寒肢冷,四肢麻木,心悸懒言,动则气短,自汗,小便清长。

治疗原则:补肾助阳,温煦筋脉。

处方用药:地黄饮子。君药:熟地、山茱萸、肉苁蓉、巴戟天温壮肾阳。臣药:附子、肉桂、麦冬、石斛、五味子。佐药:菖蒲、志远、茯苓。使药:姜、大枣、薄荷。

4.阳虚水泛

诊断要点:心下悸、头眩、身𥆧动、震颤欲仆地,或水肿、小便不利,苔白,脉沉。

治疗原则:温阳利水。

处方用药:真武汤。茯苓、芍药、生姜(切)各三两,白术二两,附子一枚(炮、去皮、破八片)。上五味,以水八升,煮取三升,去渣,温服七合,日三服。

五、临床速记

$$
颤证\begin{cases}
实证\begin{cases}
肝阳化风:滋生清阳汤或天麻钩藤汤\\
痰热动风:导痰汤合羚角钩藤汤或栀子厚朴汤加味\\
瘀血生风:通窍活血汤或桃核承气汤加减
\end{cases}\\
虚证\begin{cases}
阴虚生风:大定风珠\\
血虚生风:阿胶鸡子黄汤\\
阳气虚衰:地黄饮子\\
阳虚水泛:真武汤
\end{cases}
\end{cases}
$$

痿　证

痿证是指肢体筋脉迟缓、软弱无力,日久因不能随意运动而致肌肉萎缩的一种病证。近同于现代医学所讲的肌营养不良、肌无力。

一、鉴别诊断

1.痿证,多呈进行性加重,从最初的正常机体正常活动,逐渐加重变为肌肉萎缩、无力,渐渐不能站立、走路。

2.脑瘫,从小发病,多不能站、不能走路,但很少有进行性肌肉萎缩、进行性肌无力的。

二、辨证论治

关于痿证的治疗,《素问·痿论篇》有"治痿者独取阳明"之说。所谓独取阳明,系指一般采用补益后天为治疗原则。因为脾胃为受纳之官,食物的消化吸收、精微的布散都以脾胃为主,又有脾主肌肉、脾主四肢之说。但并不是痿证的治疗单一的"独取阳明"辨证论治。

1.肺热伤津,筋失濡润

诊断要点:病起发热,或热后突然出现肢体软弱无力,皮肤枯燥,咽干不利,大便干燥,舌红苔黄,脉细数。

治疗原则:清热润燥,养肺生津。

处方用药:清燥救肺汤加减。冬桑叶9g、石膏8g、人参2g、甘草3g、胡麻仁3g、真阿胶3g、杏仁2g、麦冬5g、枇杷叶3g。君药:桑叶:清宣肺燥。臣药:石膏清肺经之热;麦冬润肺金之燥。佐药:杏仁、枇杷叶利肺气;阿胶、胡麻仁润肺养阴;人参、甘草益气和中,使土旺金生,肺气自旺。若身热退净、食欲减退、口燥咽干者,属肺胃阴伤,宜用益胃汤加薏苡仁、山药、谷芽之类益胃生津。

《伤寒论》经方选用:炙甘草汤。

人参二两,生地黄一斤,桂枝三两(去皮),阿胶二两,麦门冬半升(去心),麻仁半升,大枣减至十枚,生姜减至一两,炙甘草减至二两。以水一斗,先煮取八味,取三升,去渣;内阿胶烊化,温服一升,日三服。

方解:本方以重用生地,滋阴清热,以人参、大枣、甘草补中益气,资化源,气足血生;以麦冬、阿胶、麻仁养阴补血;然阴无阳则无以化,故用桂枝、生姜宣阳化阴。诸药合用,滋阴清热、补虚治痿。

2.湿热浸淫,气血不运

诊断要点:四肢痿软,身体困重,胸痞脘闷,苔黄腻,脉濡数。

治疗原则:清热利湿,通利筋脉。

处方用药:加味二妙散。黄柏清热;苍术燥湿;草薢、防己可导湿热从小便而出。可加木通、薏苡仁、蚕砂、木瓜、牛膝等利湿通络。

《伤寒论》经方:根据湿或热之偏重分别选用茵陈蒿汤或栀子柏皮汤。

(1)茵陈蒿汤方:茵陈蒿六两,栀子十四枚(掰),大黄二两(去皮)。上三味,以水一斗二升,先煮茵陈六升;内二味,煮取三升,去渣,分三服。小便当利,湿当去。

(2)栀子柏皮汤:栀子十五个(掰),炙甘草一两,黄柏二两。上三味,以水四升,煮取一升半,去渣,分温再服。

3.脾胃亏虚,精微不运

诊断要点:肢体痿软无力,食少,便溏,腹泻,面浮而色不华,神疲乏力,苔薄白,脉细。

治疗原则:补脾益气,健运升清。

处方用药:参苓白术散加减。莲子肉 500g、薏苡仁 500g、砂仁 500g、桔梗 500g、白扁豆 750g、白茯苓 1000g、炙甘草 1000g、白术 1000g、山药 1000g、人参 1000g。本方以四君子平补脾胃之气为主,配以扁豆、薏苡仁、山药之甘淡,莲子之甘涩辅助白术既可健脾,又能渗湿而止泻。加砂仁之辛温芳香醒脾,佐四君子促中焦运化,使上下气机贯通,吐泻可止。桔梗为手太阴肺经引经药。①肥胖之人痰多可用六君子汤补脾化痰。②中气不足可用补中益气汤。

临床注意:一是本病虽痿在四末,但是痿实发于中焦,脾胃虚者,最易兼夹食积不运,当结合运化,导其食滞,配佐谷芽、山楂肉、神曲等。二是脾虚每兼夹湿热不化,补脾益气之时,当结合渗湿清热。三是脾之运化,脾虚则五脏失濡,脾为后天之本,五脏之伤,久病损脾,脾虚痿证每与其他各型夹杂见,治法总宜扶脾益胃以振奋后天本源。这就是"治痿独取阳明"的体现。

《伤寒论》经方选用:桂枝人参汤加减。

桂枝人参汤方:桂枝四两,炙甘草四两,白术三两,人参三两,干姜三两(减至一两)。上五味,以水九升,先煮四物,取五升;内桂枝,更煮取三升,去渣,温服一升,日夜再一服。

方解:桂枝人参汤为理中汤加桂枝而成。方中减干姜至一两防其辛生热,以理中汤补中焦之虚,以桂枝通达四末、交通营卫,共同达到补虚治痿的功效。

4.肝肾亏虚,髓枯筋痿

诊断要点:起病缓慢,下肢痿软无力,腰脊酸软,伴目眩发落,遗精或月经不调。舌红少苔,脉细数。

治疗原则:补益肝肾,滋阴清热。

处方用药:虎潜丸加减。黄柏 150g、龟板 120g、知母 60g、熟地 60g、陈皮 60g、白芍 60g、锁阳 45g、虎骨(牛骨或马骨代)30g、干姜 15g。壮筋骨:虎骨(牛骨或马骨代)、牛膝;温肾益精:锁阳;养血柔肝:当归、白芍;滋阴清热:黄柏、知母、熟地、龟板。

历代治疗痿证主要原则:

1.《素问·痿论篇》:"治痿独取阳明。"补脾胃养五脏治疗。

2.朱丹溪"泻南方,补北方"是以清内热、滋肾阴治疗。

3.《医学心悟·痿》讲了总的原则"不外补中祛湿,养阴清热而已"。

《伤寒论》经方选用:当归四逆汤加味。

当归四逆汤方:当归三两,桂枝三两(去皮),芍药三两,细辛三两,通草二两,大枣二十五枚(掰),炙甘草二两。加熟地黄二两、怀牛膝三两。上九味,以水九升,煮取三升,去渣,温服一升,日三服。

当归四逆汤即桂枝汤去生姜,倍用大枣,加当归、细辛、通草而成。方中当归补肝养血以行血,配芍药益营养血,桂枝、细辛温经通脉,通草入血分而通行血脉,炙甘草、大枣补中益气以生血,本方再加入熟地黄、怀牛膝,补肝肾、强筋骨。诸药合用,补气血滋化源,补肝肾强筋骨,血脉畅通痿证当愈。

三、临床速记

痿证 ｛
肺热津伤:养阴清肺汤或炙甘草汤
湿热浸淫:加味二妙散或茵陈蒿汤、栀子柏皮汤
脾胃虚弱:参苓白术散或桂枝人参汤
肝肾阴亏:虎潜丸或当归四逆汤

第三章 中医治消化道
疾病"以通为补"

六腑以通为顺,以通为补,这是中医治疗消化系统疾病的大法。这里的"通"是一个广义的"通",如气滞者理气即通;血瘀者,活血化瘀即为通;食积者,消食化滞即是通;便秘者,通便者即为通;虚者,补之则为通;寒者,温之则为通;热者,清之则为通。总之,能使六腑气血通畅、阴阳平衡即为通也。老百姓带小孩常说"略带三分饥和寒",这个"饥"是不要积食的意思,这也是千百年来的精华总结。

痞 满

痞满是以胸脘痞塞、满闷不舒、按之柔软、压之不痛、视之无胀大之形为主要临床特征的一种脾胃病,类似于西医当中的慢性胃炎、胃神经官能症、胃下垂、消化不良等疾病。

《景岳全书·痞满》对本病的辨证颇为明晰:"痞者,痞塞不开之谓;满者,胀满不行之谓。益满则近胀,而痞则不必胀也。所以痞满一证,每有疑辨,则在虚实二字,凡有邪有滞而痞者,实痞也;无物无滞而痞者,虚痞也。有胀有痛而满者,实满也;无胀无痛而满者,虚满也。实痞、实满者可消可散;虚痞、虚满者,非大加温补不可。"

《伤寒论》谓"但满而不痛者,此为痞","心下痞,按之濡"。提出了痞的基本概念,拟定了寒热并用、辛开苦降的治疗大法,其所创诸泻心汤乃治痞满之祖方,一直为后世医家所用。

一、辨证论治

1.胃阴不足

诊断要点:脘腹痞塞不舒,按之不痛,口燥咽干,便秘,脉细数。

治疗原则:养阴益胃,调中消痞。

处方用药:益胃汤。沙参、麦冬、生地、玉竹、冰糖。

《伤寒论》经方选用:芍药甘草汤。

白芍药四两,甘草减至二两,加生姜二两。

方解:白芍药敛阴,甘草补中,白芍药、甘草合用酸甘化阴,治胃阴不足,加生姜止呕。

2.脾胃虚弱

诊断要点:脘腹满闷,时轻时重,喜温喜按,纳食减少,神疲乏力,大便溏薄,舌淡苔白,脉细弱。

治疗原则:补气健脾,升清降浊。

处方用药:补中益气汤。黄芪 20g、人参 10g、白术 10g、炙甘草 5g、陈皮 6g、当归 10g、升麻 3g、柴胡 3g。君药:黄芪补气。臣药:人参、白术、炙甘草健脾益气。佐药:陈皮理气,当归补血。使药:升麻、柴胡升举下陷清阳。

《伤寒论》经方选用:厚朴生姜半夏甘草人参汤。

厚朴生姜半夏甘草人参汤方:厚朴半斤(炙去皮),生姜半斤(切),半夏半升(洗),甘草二两,人参一两。上五味,以水一斗,煮取三升,去渣,温服一升,日三服。

方解:方中厚朴苦温下气除湿,消胀除满;半夏、生姜辛散和胃,降逆化浊;厚朴、半夏、生姜合用辛开苦降,宣通气机;人参、甘草补益脾胃,以助运化。诸药相伍,补而不滞,泻而不伤,补泄兼施,标本同治。尤适于脾胃虚寒气滞湿阻者。或用甘草泻心汤(方中须有人参一两)。

3.饮食内停

诊断要点:脘腹痞闷而胀,进食尤甚,拒按,嗳腐吞酸,伴恶心呕吐、腹泻,味臭,苔厚腻,脉滑。

治疗原则:消食和胃,行气除满。

处方用药:保和丸加减。山楂 180g、半夏 90g、茯苓 90g、神曲 60g、陈皮 30g、连翘 30g、萝卜子 30g。君药:山楂消一切饮食积滞,尤善消肉食油腻之积。臣药:神曲消食健脾、化酒食陈腐之积,萝卜子下气消食。佐药:半夏、陈皮行气化滞,和胃止呕;茯苓健脾利湿,和中止泻;食积易于化热,故又佐以连翘清热散结。

4.痰湿中阻

诊断要点:脘腹痞满,胸膈胀闷,按之不痛,头晕身重,纳呆,伴有恶心,口不渴,苔白腻而厚,脉滑。

治疗原则:除湿化痰,理气和中。

处方用药:二陈平胃散。半夏 15g、陈皮 15g、茯苓 9g、炙甘草 5g、苍术 15g、厚朴 9g。

5.湿热阻胃

诊断要点:心下痞塞而闷,似痛非痛,伴恶心呕吐,口苦,口喝不欲饮,纳呆,苔黄腻,脉滑数。

治疗原则:清热化湿,和胃消痞。

处方用药:泻心汤合连朴饮加减。

(1)大黄 6g、黄连 3g、黄芩 9g。

(2)芦根 60g、山栀 9g、香豉 9g、制厚朴 6g、黄连 3g、石菖蒲 3g、半夏 3g。

6.肝胃不和

诊断要点:肝气犯胃,胃气阻滞,因情志不遂加重而叹息,胸胁胀痛。

治疗原则:疏肝理气,和胃消痞。

处方用药:疏肝和胃丸。

二、临床速记

$$
痞满
\begin{cases}
虚
\begin{cases}
胃阴不足：益胃汤或芍药甘草汤\\
脾胃虚弱：补中益气汤或厚朴生姜半夏甘草人\\
\qquad\qquad 参汤
\end{cases}\\[2ex]
实
\begin{cases}
饮食内停：保和丸\\
痰温中阻：二陈平胃散\\
湿热阻胃：泻心汤合连朴饮\\
肝胃不和：疏肝和胃丸
\end{cases}
\end{cases}
$$

呃　　逆

呃逆以气逆上冲,喉间呃呃连声,声短而频,令人不能自主为主证。

一、辨证论治

首先分虚实、辨寒热。在治疗上,则以和胃降气平呃为主。

(一)实证

1.胃中寒冷

诊断要点:呃声沉缓有力,得热则减,得寒更甚,脉迟缓。

治疗原则:温中祛寒止呕。

处方用药:丁香散。

2.胃火上逆

诊断要点:呃声洪亮,口臭烦渴喜,喜冷饮,大便秘结,脉滑数。

治疗原则:清降泄热止呃。

处方用药:竹叶石膏汤。

3.气机郁滞

诊断要点:呕逆连声,常因情绪不畅而诱发,脉弦。

治疗原则:顺气降逆。

外方用药：五磨饮子。

（二）虚症

1.脾胃阳虚

诊断要点：呃逆声低微无力，气不得续，手足不温，脉沉细弱。

治疗原则：温补胃脾，和中降逆。

处方用药：理中丸加吴茱萸、丁香为主方。

2.胃阴不足

诊断要点：呃声急促而不连续，口干舌燥，烦躁不安。

治疗原则：生津养胃止呃。

处方用药：益胃汤，加枇杷叶、石斛、柿蒂。

二、临床速记

$$
呃逆\begin{cases} 实证\begin{cases} 胃中寒冷：丁香散 \\ 胃火上逆：竹叶石膏汤 \\ 气机郁滞：五磨饮子 \end{cases} \\ 虚证\begin{cases} 脾胃阳虚：理中丸加丁香、吴茱萸 \\ 胃阴不足：益胃汤 \end{cases} \end{cases}
$$

呕　　吐

呕吐是一个症状，由于胃失和降、气逆于上所引起的病证。

一、鉴别诊断

呕吐、反胃、呃逆三者，都是病变在胃，多属胃气上逆。

1.呕吐是有声有物。

2.反胃以朝食暮吐为特征。

3.呃逆是以喉间呃逆连声，声短而频，人不能自主。

二、辨证论治

呕吐首先辨虚实。

(一)实证

1.外邪犯胃

诊断要点:实然呕吐,可伴恶寒发热,头身疼痛,舌苔白腻,脉濡缓。

治疗原则:疏邪解表,芳香化浊。

处方用药:藿香正气散。以藿香、紫苏、厚朴疏邪化浊,半夏、陈皮、茯苓、大腹皮降逆和胃。①如有宿滞,胸闷腹胀者,去白术、甘草、大枣,加神曲、鸡内金。②如表邪偏重,寒热无汗,加防风、荆芥以祛风解表。③夏令感受暑湿,呕吐并见心烦者,去香燥甘温之药,加黄连、佩兰。④如感受秽浊之气忽然呕吐,可先吞服玉枢丹以避浊止呕。

《伤寒论》经方选用:葛根加半夏汤。

葛根加半夏汤方:葛根四两,麻黄三两(去节),炙甘草二两,芍药二两,桂枝二两(去皮),生姜三两(切),半夏半升(洗),大枣十二枚(擘)。

方解:葛根加半夏汤即葛根汤加半夏而成。以葛根汤外散风寒,发汗解表;加用半夏合方中的生姜,为小半夏汤,意在和胃降逆。

该方临床用于急性肠胃炎、胃肠型普通感冒及胃肠流行性感冒,症见下利、呕吐、恶心等症状。

2.饮食停滞

诊断要点:呕吐酸腐,嗳气厌食,苔厚腻,脉滑实。

治疗原则:消食化滞,和胃降逆。

处方用药:保和丸。如积滞较多腹胀便秘,可合用小承气汤以导滞通腑。或用枳实消痞丸。

3.痰饮内阻

诊断要点:呕吐多为清水痰涎,脘闷不食,苔白腻,脉滑。

治疗原则：温化痰饮，和胃降逆。

外方用药：小半夏汤合苓桂术甘汤加减。前者半夏、生姜和胃降逆，后者茯苓、桂枝、白术、甘草健脾燥湿，温化痰饮。如痰郁化热，壅阻于胃，胃失和降，出现眩晕、心烦、少寐、恶心、呕吐等，可用温胆汤以清胆和胃、祛痰止呕。

4.肝气犯胃

诊断要点：呕吐吞酸，胸胁闷痛，苔薄腻，脉弦。

治疗原则：疏肝和胃，降逆止呕。

处方用药：半夏厚朴汤合左金丸加减。前方厚朴、紫苏理气宽中，半夏、生姜、茯苓降逆和胃止呕；后方中黄连、吴茱萸辛开苦降以止呕。

（二）虚证

1.脾胃虚寒

诊断要点：饮食稍有不慎即呕吐，倦怠乏力，四肢不温。

治疗原则：温中健脾，和胃降逆。

处方用药：理中丸。方中以人参、白术健脾益胃，生姜、甘草甘温和中；并可加砂仁、半夏、陈皮以理气降逆。①如呕吐清水不止，可再加吴茱萸以温中降逆，而止呕吐。②若呕吐日久、肝肾俱虚、冲气上逆者可用来复丹镇逆止吐。

《伤寒论》经方选用：厚朴生姜半夏甘草人参汤。

2.胃阴不足

诊断要点：呕吐反复发作、口燥咽干，似饥而不欲食，舌红津少，脉多细数。

治疗原则：滋养胃阴，降逆止呕。

处方用药：麦门冬汤。方中人参、麦冬、粳米、甘草等滋养胃阴；半夏降逆止呕。如津伤过甚，则半夏宜轻用，可再加石斛、花粉、知母、竹茹养胃。

三、临床速记

呕吐 {
　实证 {
　　外邪犯胃：藿香正气丸或葛根汤
　　饮食积滞：保和丸或枳实消痞丸
　　痰饮内阻：小半夏汤合苓桂术甘汤
　　肝气犯胃：半夏厚朴汤合左金丸
　}
　虚证 {
　　脾胃虚寒：理中丸或厚朴生姜半夏甘草人参汤
　　胃阴不足：麦门冬汤
　}
}

噎　嗝

噎即噎塞，指吞咽之时梗噎不顺；嗝为格拒，指饮食不下，或食入即吐。噎虽可单独出现，但随之嗝也出现，所以统称为噎嗝。噎嗝类同于现代医学食道痉挛、食道狭窄、食道癌等。

一、鉴别诊断

1.反胃：朝食暮吐，暮食朝吐，宿谷不化。

2.噎嗝：食不得入，食入即吐。

3.梅核气：自觉咽中有物梗塞不适，但进食无妨。

二、辨证论治

噎嗝之治疗先察虚实，实者系指气、血、痰三者互结于食道；虚者系属津血之日渐枯槁，往往由实转虚、由气及血。初期以标实为主，根据气结、痰阻、血瘀的不同，分别进行治疗，但均加入滋阴养血润燥之品。

1.痰气交阻

诊断要点：吞咽梗阻，胸膈痞闷，苔薄腻，脉弦滑。

治疗原则：开郁，化痰，润燥。

处方用药：启膈散。方中丹参、郁金、砂仁化瘀利气以开郁，沙参、川贝、茯苓润燥化痰以散结，荷叶蒂、杵头糠化浊和胃以降逆。同时可加瓜蒌、陈皮以增加化痰力量。如津伤便秘,可配增液汤加白蜜以助生津润燥之力。

《伤寒论》经方选用:栀子厚朴汤加味。

栀子十四个(掰),厚朴四两(炙、去皮),枳实四枚(炙)。加半夏三两。

2.津亏热结

诊断要点:吞咽梗涩而痛,固体食物难入,口干烟燥,五心烦热,舌质红干,带裂纹,脉弦细数。

治疗原则:滋养津液。

处方用药:五汁安中饮。方中以梨汁、藕汁、牛乳养胃生津,生姜汁和胃降逆,韭汁活血行瘀。并可加沙参、石斛、生地、熟地等,双补胃肾之阴,以增加疗效。用法宜少量多饮,肠干便秘可用大黄甘草汤。

3.瘀血内结

诊断要点:胸膈疼痛,食不得下,吐出物如赤豆汁,肌肤甲错,舌红少津或带青紫,脉细涩。

治疗原则:滋阴养血,破结行瘀。

处方用药:通幽煎。方中地黄、当归滋阴养血,桃仁、红花破结行瘀。甚者可加三七、乳香、没药、丹参、赤芍、五灵脂、蜣螂虫之类祛瘀通络,海藻、昆布、贝母、瓜蒌以软坚化痰。如药难下,可先服玉枢丹,或用烟头盛药,点燃吸入。

《伤寒论》经方选用:桃核承气汤。

桃核承气汤方:桃仁五十个(去皮尖),大黄四两,桂枝二两,炙甘草二两,芒硝二两。上五味,以水七升,煮取二升半,去渣;内芒硝,微沸下火,饭前温服五合,日三服。

4.气虚阳微

诊断要点:长期饮食不下,形寒气短,泛吐清涎,脉细弱。

治疗原则:温补脾肾。

处方用药:温脾用补气运脾汤,温肾用右归丸。前方用人参、黄芪、白术、茯苓等补气益脾为主。半夏、陈皮、生姜等和胃降逆为辅,可加入旋覆花、代赭石以加强降逆止吐之效。后方用熟地、山萸肉、当归、枸杞等滋肾阴,又用鹿角胶、肉桂、附子、杜仲等温肾阳,为阳中求阴之法。

　　噎膈病在食道和胃,属于本虚标实,而标实又常有气郁、痰阻、血瘀,三者又相互杂见,有时难以截然分开。本虚有津亏、血瘀、阴损及阳等阶段,以开郁理气、滋阴润燥为原则。胃为阳土,喜润而恶燥,既忌燥之品以劫胃阴,又忌苦之属以伤胃阳,还忌滋腻之剂以滞胃气,投药当以清润和降为顺,每每应以顾胃气为主。

　　《伤寒论》经方选用:厚朴生姜半夏甘草人参汤。

　　三、临床速记

噎膈 {
痰气郁结:启膈散或栀子厚朴汤加味
津亏热结:五汁安中饮
瘀血内结:通幽汤或桃核承气汤
气虚阳微:补气运脾汤、右归丸、厚朴生姜半夏甘草人参汤
}

胃　　痛

　　胃痛又称胃脘痛,是以上腹胃脘部近心窝处经常发生疼痛为主症。

　　一、鉴别诊断

　　1.真心痛:真心痛是相对于中医把胃脘痛也称为心痛而言,现代医学所讲的真心痛是因心脏原因引发的疼痛。《灵枢·厥论篇》曾指出:“真心痛手足青至节,心痛甚,旦发夕死,夕发旦死。”

2.肋痛：肋痛是以两肋胀痛为主症，肋痛也包含了一部分现代医学所讲的胆囊炎、胆石症的病痛。

3.腹痛：腹痛是指胃腔部以下，耻骨毛际以上整个位置疼痛为主症。

4.胃痛：是以上腹胃脘部近心窝处疼痛为主症，也包含了一部分胆囊炎、胆石症的疼痛。

二、辨证论治

胃痛初起，多在气分，迁延日久，则深入血分。所以久痛胃络受伤，则多见呕血或便黑等症，气病较轻，血病较重，胃痛的病因是有种种不通，但其发病机理确有共同之处，即所谓"不通则痛"，有寒凝而痛、食积而痛、气滞而痛、火郁而痛、血瘀而痛、阳虚胃失温养而痛、阴虚胃失濡养而痛。

胃痛之主要部位在上腹胃脘部近心窝外，痛时可以牵连胁背，或兼见胸脘痞闷、恶心呕吐、纳差、嘈杂、嗳气，或吐酸，或吐清水，大便溏或秘结，甚至呕血、便血等症。至于临床辨证，当分虚实两类：如寒邪客胃，饮食伤胃，肝气犯胃，瘀血停胃，多属实证；如胃阴不足、肝胃阳虚，多属虚证；若久病因虚而导致气滞血者，属于本虚标实。实证则多痛急而拒按，治疗较易收效；虚证则多痛缓而有休止，痛而喜按，病情缠绵难愈。

治胃痛以理气和胃止痛为主，邪盛以祛邪为急，正虚以扶正为先，虚实夹杂者则又当邪正兼顾，古虽有"通则不痛"的治疗原则，但绝不能局限到狭义的"通"之一法，要从广义的角度去理解和运用"通"法，如属于胃寒者，散寒即所以通；属于食积者，消食即所以通；属于阴虚者，益胃养阴即所以通；属于阳弱者，温运脾阳即所以通。只有结合具体病机采取相应治法，使之丝丝入扣，才能善用"通"法。

（一）实证

1.寒邪客胃

诊断要点:胃痛暴作,恶寒喜暖,脉弦紧。

治疗原则:散寒止痛。

处方用药:良附丸加味。高良姜 6g、香附子 3g,寒甚者可加吴茱萸、陈皮。①如常见形寒、发热等风寒表证者,可加香苏散以散风寒。②若常见胸脘痞闷、暖气、呕吐者是寒夹食滞,加神曲。

《伤寒论》经方选用:吴茱萸汤加减。

吴茱萸减至半升,人参减至二两,生姜六两(切),大枣十二枚(掰)。加葛根四两。

方解:用大量生姜意在驱散胃中寒邪,葛根加强散寒之力;吴茱萸散寒止痛;人参、大枣补虚和中。全方共用,起到温散寒邪、缓急止痛之功效。

2.饮食停滞

诊断要点:脘胀腹满不食,嗳腐吞酸,苔腻,脉滑。

治疗原则:消食导滞。

处方用药:保和丸。①服药不效胃胀而便闭者,可合用小承气汤加木香、香附。大黄 12g、厚朴 6g、枳实 9g。②胃痛拒按,伴见苔黄燥、便秘者用大承气汤。大黄 12g、枳实 12g、芒硝 9g、厚朴 15g。大黄泻热能通便,荡涤肠胃为君药。芒硝助大黄泻热通便,并能软坚润燥为臣药。枳实、厚朴行气散结,消痞除满。

3.肝气犯胃

诊断要点:胃痛胀闷,攻撑连胁,苔薄白,脉沉弦。

治疗原则:疏肝理气。

处方用药:柴胡疏肝散。陈皮 6g、柴胡 6g、川芎 2g、香附 2g、枳壳 2g、芍药 2g、甘草 2g。①疼痛较甚者可加川楝子、延胡索以加强理气止痛。②暖气较重者可加沉香、旋覆花以顺气降逆。

4.肝胃郁热

诊断要点:胃脘灼痛,烦躁易怒,舌红苔黄,脉弦或数。

处方用药:化肝煎。陈皮、青皮理气,芍药敛肝,丹皮、山栀子清肝泄热,可加左金丸。火热内盛、灼伤胃络而致吐血者,治宜泻心汤。

《伤寒论》经方选用:栀子豉汤加味。

栀子十四个(掰),香豉四合(绵裹)。加赤芍三两。

5.瘀血停滞

诊断要点:胃脘疼痛,疼有定处,如针刺,脉涩。

治疗原则:活血化瘀。

处方用药:实证用失笑散合丹参饮加大黄、甘草,虚证可用调营敛肝饮。方中当归、川芎、阿胶养血止血;枸杞、五味子、枣仁、茯神柔肝敛肝。①出血不止,可加三七、白及以化瘀止血。②若呕血便黑,四肢不温,可用黄土汤。

6.胃阴亏虚

诊断要点:胃痛隐隐,口燥咽干,脉细数。

治疗原则:养阴益胃。

处方用药:一贯煎合芍药甘草汤。前方用沙参、麦冬和养胃阴,生地、枸杞子滋养肝阴胃液。当归养肝活血,川楝子疏肝理气。后方用芍药、甘草缓急止痛。

7.脾胃虚寒

诊断要点:胃痛隐隐,喜温喜按,得食痛减。

治疗原则:温中健脾。

处方用药:黄芪建中汤(即小建中汤加黄芪 9g)。芍药 18g、桂枝 9g、炙甘草 6g、生姜 10g、大枣 4 枚、饴糖 30g、黄芪 9g。①若反酸者,加吴茱萸、瓦楞子。②泛吐清水较多者,可加干姜、陈皮、茯苓、半夏。③如寒甚而痛甚呕吐肢冷者,可用大建中汤。

《伤寒论》经方选用:桂枝人参汤加减。

桂枝减至二两,炙甘草减至二两,白术三两,人参三两,干姜三两。加吴茱萸二两。

方解:减桂枝用量意在减少发散之力,取其温通,减甘草是减少壅滞；人参、甘草、白术、干姜为理中汤方，温补脾胃；加吴茱萸温胃止痛。合用则虚寒得补、疼痛得解。

三、临床速记

$$
胃痛
\begin{cases}
寒邪客胃：良附丸 \\
饮食停滞：保和丸 \\
肝气犯胃：柴胡疏肝散 \\
肝胃郁热：化肝煎 \\
瘀血凝滞：失笑散合丹参饮 \\
胃阴亏虚：一贯煎合芍药甘草汤 \\
脾胃虚寒：黄芪建中汤或桂枝人参汤加减
\end{cases}
$$

腹　痛

　　腹痛是胃脘以下，耻骨毛际以上的部位发生疼痛的症状。在临床上较为常见，可出现于多种疾病中。

一、鉴别诊断

　　1.痢疾之腹痛是与里急后重、下痢红白黏液同时出现。

　　2.霍乱之腹痛是与上吐下泻交作。

　　3.积聚之腹痛是与腹中包块并见。

　　4.肠痛之腹痛集中于右少腹部，拒按明显，转侧不便，右足喜屈而畏伸。

　　5.疝气之腹痛是少腹痛引睾丸。

　　6.蛔虫之腹痛多伴有嘈杂吐涎，发作有时，或鼻痒，睡中䶗齿等一系列的蛔虫症特征。

　　7.妇科之腹痛，多见到胎、产、经、带的异常。

　　8.胃痛是上腹部近心窝处，多伴纳差、口苦、反酸、呕逆、嗳气。

二、辨证论治

主要根据病因、疼痛部位、疼痛性质,辨别其寒、热、虚、实和在气在血、在脏在腑。

一般实痛拒按,虚痛喜按,饱则痛为实,饥则痛为虚;得热痛减为寒,得寒痛减为热;气滞腹胀疼,痛无定处;血瘀腹部刺痛,固定不移。从病位辨证,少腹疼痛,掣及两胁,多属肝胆病;小腹痛及脐周多属脾胃、小肠、肾、膀胱的病。

治疗腹痛,多以"通"字立法。所谓"通"并非指攻下通利而言。如《医学真传》说:"夫通则不痛,理也。但通之法,各有不同,调气以和血,调血以和气,通也;下逆者使之上行,中结者使之旁达,亦通也;虚者补使通,寒者温之使通,无非通之法也。若以下泄为通,则妄矣。"

1.寒邪内阻

诊断要点:腹痛急暴,得温痛减,口和不渴,脉沉紧。

治疗原则:温中散寒。

处方用药:良附丸合正气天香散为主方。方用高良姜、干姜、紫苏温中散寒,乌药、香附、陈皮理气止痛。①脐中痛不可忍、手足逆冷、脉微欲绝者,通脉四逆汤。②少腹拘急、脉沉紧,为下焦受寒,厥阴之气失疏泄,暖肝煎。③腹中冷痛、手足逆冷,而又身体疼痛,内外皆寒,乌头桂枝汤。④腹中雷鸣切痛、胸胁逆满呕吐、寒邪上逆,附子粳米汤。

《伤寒论》经方选用:吴茱萸汤随证加减。

2.湿热壅滞

诊断要点:腹痛拒按,胸闷不舒,烦渴引饮,脉濡数。

治疗原则:泄热通腑。

处方用药:大承气汤加减。大黄 12g、厚朴 15g、枳实 12g、芒硝 9g。

《伤寒论》经方选用:栀子厚朴汤加味。

栀子十四个(掰)，厚朴四两(炙、去皮)，枳实四枚(炙)。加大黄四两。

方解：栀子清热利湿；厚朴、枳实行气破结；大黄泻下止痛。

3.中脏虚寒

诊断要点：腹痛绵绵，时作时止，喜热恶冷，饥饿劳累后更甚。

治疗原则：温中补虚，和里缓急。

处方用药：小建中汤。芍药 18g、桂枝 9g、炙甘草 6g、生姜 10g、大枣 12 枚。①若虚寒腹痛较重、呕吐肢冷脉微者，大建中汤温中散寒。②若腹痛自利、肢冷脉沉迟者，则属脾肾阳虚，附子理中汤。

《伤寒论》经方选用：吴茱萸汤。

4.饮食积滞

诊断要点：脘腹胀满疼痛、拒按，恶食，嗳腐吞酸，苔腻。

治疗原则：消食导滞。

处方用药：轻者用保和丸，重症用枳实导滞丸。后方用大黄、枳实、神曲以消食导滞；黄芩、黄连、泽泻以清热化湿；白术，茯苓以健运脾胃。

5.气滞血瘀

诊断要点：以气滞为主者，症见脘腹胀闷或痛，以血瘀为主者，则痛势较剧，痛处不移，舌青紫。

治疗原则：气滞为主者宜疏肝理气，柴胡疏肝散；血瘀为主者宜活血化瘀，少腹逐瘀汤。①柴胡、香附、陈皮、枳壳疏肝解郁以止痛。芍药、甘草和里缓急以止痛。②当归、川芎、赤芍养营活血，五灵脂、没药、延胡索化瘀止痛，肉桂、干姜、小茴香温经止痛。

《伤寒论》经方选用：当归四逆汤合吴茱萸汤加减。

当归三两，芍药三两，炙甘草二两，通草二两，桂枝三两(去皮)，细辛三两，吴茱萸减至半升，大枣减至十二枚。去生姜，加延

胡索三两。

方解：当归四逆汤合吴茱萸汤温通止痛，加延胡索行气止痛。

三、临床速记

腹痛 { 寒邪内阻：良附丸或吴茱萸汤随证加减
温热壅滞：大承气汤或栀子厚朴汤加味
饮食积滞：保和丸，重者枳实导滞丸
中脏虚寒：小建中汤或吴茱萸汤
气滞血瘀：柴胡疏肝散、少腹逐瘀汤，或当归四逆汤
　　　　　　合吴茱萸汤加减

腹痛是临床上的常见症状，内科腹痛可见于西医学的许多疾病之中，如急慢性胰腺炎、胃肠痉挛、不完全性肠梗阻、结核性腹膜炎、腹型过敏性紫癜、肠道激惹综合征、消化不良性腹痛、输尿管结石等，当以腹痛为主要表现，并能排除外科、妇科疾病时，可参考腹痛辨证论治。

胁　　痛

胁痛是以一侧或两侧胁肋疼痛为主要表现的病证。

一、辨证论治

胁痛有虚有实，而以实证为多见。实证以气滞、血瘀、湿热为主，三者又以气滞为先；虚证多属阴血亏损，肝失所养。

胁痛之辨证，当以气血为主。大抵胀痛多属气郁；刺痛多属血瘀，而痛有定所；隐痛多属阴虚，其痛绵绵；实热之胁痛，多以疼痛剧烈，且伴有口苦、苔黄。

1.肝气郁结

诊断要点：胀痛走窜不定，每因情志而增减，嗳气频作，脉弦。

治疗原则:疏肝理气。

处方用药:柴胡疏肝散加减。陈皮 6g、柴胡 6g、川芎 5g、香附 5g、枳壳 5g、芍药 5g、甘草 2g。①胁痛重者加青皮、川楝子、郁金以增强理气止痛作用。②气郁化火,口干口苦、便秘、脉数,去川芎,加丹皮、山栀子、黄连、川楝子、郁金、元胡以清肝理气、活血止痛。③郁火伤阴,见隐痛、睡眠欠佳,去川芎,加当归、何首乌、枸杞子、丹皮、山栀子、菊花以滋阴清热。④肝气横逆、脾运失常,胁痛肠鸣腹泻者,加白术、茯苓、泽泻、薏苡仁。⑤若胃失和降,症见恶心呕吐者,可加陈皮、半夏、藿香、砂仁、生姜。

2.瘀血停积

诊断要点:胁肋刺痛,痛有定处,入夜更甚。

治疗原则:祛瘀通络。

处方用药:旋覆花汤加减或用复元活血汤加减。方中新绛活血通经;旋覆花理气止痛。可加郁金、桃仁、元胡、归尾以增强理气活血之力。①若瘀血较重者,可用复元活血汤加减以活血祛瘀,通经活络。方中大黄、桃仁、红花破瘀散结;当归养血行瘀;柴胡疏肝行气,引药入经。②若胁肋下有瘀块,而正气未衰者,加三棱、莪术、地鳖虫。

3.肝胆湿热

诊断要点:胁痛口苦,恶心呕吐,舌苔黄腻,脉弦滑数。

治疗原则:清热利湿。

处方用药:龙胆泻肝汤加减。龙胆草 6g、柴胡 6g、生甘草 6g、黄芩 9g、栀子 9g、木通 9g、车前子 9g、生地黄 9g、泽泻 12g、当归 3g。①可加川楝子、青皮、郁金、半夏以疏肝和胃、理气止痛。②若发热黄胆者,加茵陈、黄柏以清热利湿除黄。③若结石阻滞胆道、胁肋刺痛连及肩背者,加金钱草、海金砂、郁金。④若热盛伤津、大便秘结、腹部胀满者加大黄、芒硝。

4.肝阴不足

诊断要点:胁肋隐痛,遇劳加重,口干咽燥,脉弦而数。

治疗原则：养阴柔肝。

处方用药：一贯煎。生地 30g、枸杞子 12g、北沙参 10g、麦冬 10g、当归身 10g、川楝子 5g。君药：生地滋阴养血以补肝肾。臣药：沙参、麦冬、当归、枸杞子为臣，配合君药滋阴养血津柔肝。佐使：川楝子疏泄肝气。

二、临床速记

胁痛 {
肝气郁结：柴胡疏肝散
瘀血停滞：旋覆花汤
肝胆湿热：龙胆泻肝汤
肝阴不足：一贯煎
}

西医如急慢性肝炎、肝硬化、肝寄生虫病、肝癌、急性胆囊症、胆石炎、胆道蛔虫以及肋间神经痛属于胁痛范畴。

黄　疸

黄疸以身黄、目黄、小便黄为主证。其中目睛黄染为主要特征。黄疸的发生，主要是湿邪为患。从脏腑来看，不外脾胃肝胆，且往往由脾胃涉及肝胆。在西医多属肝胆结石，积块瘀阻胆道，致胆液不循常道，随血泛溢而成。

一、鉴别诊断

1.黄疸的病因为感受外邪、饮食所伤、脾胃虚寒以及积聚等转化而发病。其病机为湿邪阻滞中焦或瘀血等阻滞胆道，以致胆液不循常道，溢于肌肤而发黄。黄疸以身黄、目黄、小便黄为主症。随着湿热、寒湿和瘀血内阻等的不同病机，黄色可出现鲜明、晦暗的不同。

2.萎黄的病因为虫积食滞，导致脾土虚弱，水谷不能化生精微而生气血，或失血，病后血气亏虚，气血不足，肌肤呈现黄色，干萎无光泽，且常伴有眩晕耳鸣、心悸少寐等症状。

二、辨证论治

黄疸的证候，一般是以两目先黄，继则遍及全身，或黄如橘色而明，或如烟熏而暗。辨证应以阴阳为纲。阳黄以湿热为主，阴黄以寒湿为主。

治疗总则：化湿邪，利小便。

（一）阳黄

1.热重于湿

诊断要点：黄色鲜明，发热，口渴，口苦，便秘，苔黄腻，脉弦数。

治疗原则：清热利湿，佐以渗下。

处方用药：茵陈蒿汤加味。茵陈 30g、栀子 15g、大黄 9g。①如胁痛较甚，可加柴胡、郁金、川楝子等疏肝理气之品。②如恶心、欲吐加陈皮、竹茹。③如心中懊㤈可加黄连、龙胆草。④如砂石阻滞胆道，见身目黄染、疼痛引背、大便色淡灰白，宜用大柴胡汤加茵陈、金钱草、郁金以疏肝利胆、清热退黄。⑤如因虫体阻滞胆道，突然出现黄疸，胁痛时发时止，痛有钻顶感，宜乌梅丸加茵陈、山栀子以安蛔止痛、利胆退黄。

注：茵陈蒿汤是《伤寒论》治疗湿热发黄且热重于湿的代表方剂。

2.湿重于热

诊断要点：头重身困，胸脘痞满，大便溏垢，脉滑或濡缓。

治疗原则：利湿化浊，佐以清热。

处方用药：茵陈五苓散合甘露消毒丹。前方以茵陈为主药，配以五苓散化气利湿，使湿从小便而去。后方用黄芩、木通等苦寒清热化湿，用藿香、蔻仁等芳香化浊之品，以宣利气机而化湿浊。①阳黄初起表证者，宜先用麻黄连翘小豆汤。②如热留未退，乃因湿热未得透泻，可用栀子柏皮汤。③阳明热盛，灼伤津液，大便不通，宜用大黄硝石汤。

注：茵陈五苓散、栀子柏皮汤都是《伤寒论》宣发解表、清热利水经典方剂。

（二）急黄

诊断要点：发病急骤，其色如金，高热烦渴，神昏谵语。或现瘀斑，舌红绛，苔黄燥，脉弦滑数或细数。

治疗原则：清热解毒，凉营开窍。

处方用药：犀角散加味。方中水牛角、黄连、升麻、栀子清热凉营解毒；茵陈清热退黄。并可加生地、丹皮、玄参、石斛等以增强清热凉血之力。①神昏谵语可配安宫牛黄丸或至宝丹。②如衄血、便血或肌肤瘀斑加地榆炭、柏叶炭。③小便短少不利或腹水者，可加木通、白茅根、车前子、大腹皮。

（三）阴黄

诊断要点：身目俱黄，黄色晦暗如烟熏，神疲畏寒，口淡不渴，舌红苔腻，脉濡缓或沉迟。

治疗原则：健脾和胃，温化寒湿。

处方用药：茵陈术附汤。方中茵陈、附子并用，以温化寒湿退黄。白术、干姜、甘草健脾温中。并可加郁金、川朴、茯苓、泽泻等行气利湿之品。①脘腹作胀，胁肋隐痛，不思饮食，肢体困倦，大便时秘时溏系木郁脾虚，宜疏肝扶脾法，可用逍遥散。②胁下聚积胀痛，固定不移，肤色暗黄，气血两虚，浊邪阻络，硝石矾石散。③胁下癥块，胸胁刺痛拒按，宜服鳖甲煎丸。

注：茵陈术附汤是《伤寒论》治疗寒湿发黄的代表方剂。

三、临床速记

$$
黄疸\begin{cases} 阳黄\begin{cases} 热重于湿：茵陈蒿汤 \\ 湿重于热：茵陈五苓散合甘露消毒丹 \end{cases} \\ 急黄：犀角散加味 \\ 阴黄：茵陈术附汤 \end{cases}
$$

积　聚

积聚是腹内结块，或痛或胀的病证，积是有形，固定不移，痛有定处、病属血分，乃为脏病；聚是无形，聚散无常，痛无定处，病属气分，乃为腑病。病机发展多因气滞继而血瘀成块。既然聚为气，积为瘀，且多由气滞发展为血瘀，建议把"积聚"改为"聚积"，便于学习理解。

一、鉴别诊断

1.积聚多是气滞导致血瘀内结。

2.癥瘕与积聚类同，癥与积都具有有形可征、坚定不移的特点。瘕者假也，谓虚假可动也，瘕与聚皆有聚散无常的症状。

3.痞满是一种自觉症状，感觉腹部痞塞不通、胀满难忍，但不能触及块物，若"痞块"则属于积聚范围。

二、辨证论治

《医学必读·积聚》曾经提出分初、中、末三个阶段的治疗原则，很有现实意义。认为初者病邪初起，正气尚强，邪气尚浅，则任受攻；中者，受病渐久，邪气较深，正气较弱，任受且补且攻；末者，病壅经久，邪气侵凌，正气消残，则任受补。

（一）聚证

1.肝气郁滞

诊断要点：腹中气聚，攻窜胀痛，时聚时散，脘胁之间时或不适。

治疗原则：疏肝解郁，行气消聚。

处方用药：以消遥散为主方。柴胡、当归、白芍、白术、茯苓、甘草、薄荷。①气滞较甚者，可加香附、青皮、广木香疏肝理气。②如兼瘀多者，可加元胡、莪术等。③寒湿中阻，脘腹痞满，纳呆，苔白腻,脉弦缓者,木香顺气散。

2.食滞痰阻

诊断要点:食滞肠道,湿痰内生,胀痛,便秘,纳呆,气聚不散,腹部有条状物出现。苔腻,脉弦滑。

治疗原则:导滞通便,理气化痰。

处方用药:以六磨汤为主方。方中大黄、枳实、槟榔化滞通便,沉香、木香、乌药理气祛湿。①如痰湿盛者可加陈皮、半夏、茯苓以增强化痰和中之力。②若痰湿较重,兼有食滞、腑气不通,苔腻不化用平胃散加山楂、六神曲。③聚证实证多见,但反复发作,可常服香砂六君子汤。

(二)积证

1.气滞血阻

诊断要点:积块软而不坚,固着不移,胀痛并见,舌苔薄,脉弦。

治疗原则:理气活血,通络消积。

处方用药:以金铃子散和失笑散为主方。金铃子30g、玄参30g、五灵脂、蒲黄。① 若气滞血阻较甚兼有寒象者,可用大七气汤,方中青皮、陈皮、桔梗、香附、藿香行气散结,桂心、三棱、莪术温通血络。②若见寒热身痛,兼外感风寒之表证,可用五积散。

2.瘀血内结

诊断要点:积块明显,硬痛不移,面黯消瘦,女子月事不下。

治疗原则:祛瘀软坚,兼调脾胃。

处方用药:以膈下逐瘀汤或旋覆花汤为主方。五灵脂9g、当归9g、桃仁9g、红花9g、甘草9g、川芎6g、丹皮6g、乌药6g、枳壳5g、元胡3g、香附3g。①如积块大而坚硬作痛,可合用鳖甲煎丸。②以上两方可与六君子汤间服。

《伤寒论》经方选用:桃核承气汤随证加减。

3.正虚瘀结

诊断要点:疼痛逐渐加剧,面色萎黄或黧黑,消瘦脱形,饮食大减,舌红光无苔,脉细数或弦细。

治疗原则:大补气血,活血化瘀。

处方用药:以八珍汤合化积丸为主方。当归 10g、川芎 5g、白芍 8g、熟地 15g、人参 3g、白术 10g、茯苓 8g、甘草 5g。如舌光无苔,脉细数,阴伤甚者,加生地、北沙参、石斛。无论积证新久,均可配合外治法,用阿魏膏或水红花膏。

《丹溪心法·积聚痞块》篇记:"凡积病不可用下药,徒损真气,病亦不去,当用消积药使之融化。"

聚主要包括西医当中的胃肠功能紊乱;积主要包括肝肿大、增生性肠结核、脾肿大、胰腺癌等。

三、临床速记

积聚 { 聚证 { 肝气郁滞:逍遥散 / 气滞血阻:金铃子散和失笑散 / 积证 { 瘀血内结:膈下逐瘀汤 / 食滞痰阻:六磨汤 / 正虚瘀结:八珍汤合化积丸 }

鼓　胀

鼓胀,是根据腹部膨胀如鼓而命名,以腹胀大、皮色苍黄、脉络暴露为特征。

一、鉴别诊断

1.鼓胀主要是因酒食不节、情志内伤、血吸虫感染以及其他疾病转化而成。其病机涉及肝、脾、肾三脏功能相互失调,形成气滞、血瘀、水停腹中。鼓胀以腹部胀大,甚则腹大如鼓。初起腹部胀大但按之尚柔软,逐渐坚硬,以至脐心突起,四肢消瘦。脾肾阳虚后期亦可见四肢浮肿。肝脾血瘀者可见腹部脉络显露,颈胸部出现血痣或血缕,以及衄血、吐血。湿热者,可出现两目及皮肤黄。

2.水肿的病因主要由于风邪外袭、感受水湿、饮食伤脾以及劳倦伤肾等引起。病机涉及肺、脾、肾三脏,水液不能正常通调、输布、疏泄以致水溢肌肤而成水肿。水肿初起大都从眼睑部开始,继则近及头面四肢以至全身,后期病势严重可见腹胀痛、胸闷和气喘不得平卧等症。水肿则属于现代医学肾炎、肾病综合征。

二、辨证论治

1.气滞湿阻

诊断要点:腹胀按之不坚,胁下胀痛,饮食减少,嗳气不适,舌苔白腻,脉弦。

治疗原则:疏肝理气,行湿散满。

处方用药:柴胡疏肝汤或胃苓汤。

肝气郁滞为主者,用柴胡疏肝汤,以柴胡、枳壳、川芎、香附加郁金、川楝子、青皮疏肝解郁为主,陈皮、甘草顺气和中。①气郁化热者加丹皮、栀子。②化热伤阴者加制首乌、枸杞子、女贞子、白芍。③气滞血瘀者加延胡索、莪术、丹参。④小便短少加茯苓、泽泻等利水药物。

脾虚湿阻为主者,可用胃苓汤。①湿阻化热者,上方去桂枝,加栀子、茵陈。②寒湿偏重者,加干姜、砂仁。

《伤寒论》经方选用:栀子厚朴汤加味。

栀子十四个(掰),厚朴四两(炙、去皮),枳实四枚(炙)。加茯苓三两。

方解:厚朴苦温,行气除满;枳实行气破结;茯苓健脾利湿;气有余便是火,以栀子通泻三焦之火。全方既行气祛湿,又除气郁之火。

2.寒湿困脾

诊断要点:腹大胀满,脘腹胀疼,精神困倦,苔白腻。

治疗原则:温中健脾,行气利水。

处方用药:实脾饮。白术、附子、干姜、甘草振奋肝阳、温化水湿;木瓜、大腹皮、茯苓行气利水;厚朴、木香、草果、大枣理气健脾燥湿。①水湿过重,可加肉桂、猪苓、泽泻。②气虚息短者,加黄芪、党参。③胸胁痛胀,可加郁金、青皮、砂仁。

《伤寒论》经方选用:兼有表证用桂枝人参汤,无兼症用理中丸。

3.湿热蕴结

诊断要点:腹大坚满,渴不能饮,大便秘结。

治疗原则:清热利湿,攻下逐水。

处方用药:中满分消丸合茵陈蒿汤。中满分消丸用黄芩、黄连清热化湿,厚朴、枳壳、半夏、陈皮理气燥湿,茯苓、猪苓、泽泻淡渗利湿。①热重发黄者,可去人参、干姜。②小便短涩不利者,加陈胡芦、滑石、蟋蟀粉行水利气。③大暑吐血、下血,可用犀角地黄汤加三七、仙鹤草、地榆炭。

4.肝脾血瘀

诊断要点:腹大坚满,脉络怒张,胁腹刺痛,面色黧黑,颈、胸、臂血痣,呈丝状。

治疗原则:活血化瘀,行气利水。

处方用药:调营饮。方中当归、川芎、赤芍等活血化瘀;莪术、元胡、大黄散气破血;瞿麦、槟榔、葶苈子、桑白皮行气利尿。水胀满过甚,可暂用丹车丸、十枣汤。

5.脾肾阳虚

诊断要点:腹大胀痛,早宽暮急,面色苍黄,神倦怯寒,肢冷或下肢浮肿。

治疗原则:温补脾肾,化气行水。

处方用药:附子理中丸合五苓散、济生肾气丸。①偏于脾阳虚的用附子理中丸合五苓散。②偏于肾阳虚的用肾气丸，或与附子理中丸交替使用。

《伤寒论》经方选用：茯苓四逆汤。

茯苓四逆汤方：茯苓四两，人参加至三两，炙甘草二两，干姜一两半，附子一枚（生用、去皮、破八片）。

方解：茯苓四逆汤由四逆汤加人参、茯苓而成。方中干姜、附子温肾阳；人参、茯苓健脾利水。合用则温补脾肾，利水消肿。

6.肝肾阴虚

诊断要点：腹大胀满，青筋暴露，色晦滞，口燥，心烦。

治疗原则：滋养肝肾，凉血化瘀。

处方用药：六味地黄丸或一贯煎合膈下逐瘀汤。①内热口干加玄参、石斛、麦冬。②腹胀甚者加莱菔子、大腹皮。③潮热、失眠加银柴胡、地骨皮、炒栀子。④小便少加猪苓、滑石、白茅根。

三、临床速记

鼓胀 {
气滞湿阻：柴胡疏肝汤或胃苓汤或栀子厚朴汤加味
寒湿困脾：实脾饮或桂枝人参汤、理中丸
湿热蕴结：中满分消丸合茵陈蒿汤
肝脾血瘀：调营饮
脾阳虚：附子理中丸合五苓散
肾阳虚：济生肾气丸或茯苓四逆汤
肝肾阴虚：六味地黄丸或一贯煎合膈下逐瘀汤
}

便　　秘

便秘是大便秘结不通，排便时间延长，或欲大便而艰涩不畅的一种病证。

一、辨证论治

便秘属于肠道疾病，虽然症状单一，但病因却很复杂，临床治疗当分虚实，虚则补之、实则泄之。

（一）实证

1.热秘

诊断要点：大便干结，面红身热，口干口臭，舌红苔黄燥，脉滑数。

治疗原则：清热润肠。

处方用药：麻子仁丸。麻子仁 500g、大黄 500g、芍药 250g、枳实 250g、杏仁 250g。若津液已伤，可加生地、玄参、麦冬以养阴生津。

注：麻子仁丸用于胃热迫津、脾津不能润肠而至便秘，也称脾约证。该方也是《伤寒论》经典方剂。

2.气秘

诊断要点：大便秘结，嗳气频作，胸胁痞满，腹中胀痛。

治疗原则：顺气行滞。

处方用药：六磨汤。方中木香调气，乌药顺气，沉香降气，共解郁调气；大黄、槟榔、枳实破气行滞。

《伤寒论》经方选用：小承气汤。

小承气汤方：大黄四两，厚朴二两（炙、去皮），枳实三枚（炙）。上三味，以水四升，煮取一升二合，去渣，分温二服。初服便通者，无须再服，不通者再服之。

（二）虚证

1.气虚秘

诊断要点：虽有便意，临厕努挣乏力，大便并不干硬，脉虚。

治疗原则：益气润肠。

处方用药：黄芪汤。黄芪补益脾肺，麻仁、白蜜润肠通便，陈皮理气。①若气虚明显者，可加党参、白术以增加补气之力。②若气虚下陷、肛门坠胀，可合用补中益气汤。

2.血虚秘

诊断要点：面色无华，头晕目眩，心悸，脉细涩。

治疗原则:养血润燥。

处方用药:尊生润肠丸。生地、当归滋阴养血,麻仁、桃仁兼能润肠通便,枳壳引气下行。①烦热、口干、舌红少津,可加玄参、生首乌、知母清热生津。②虚秘还可用肉苁蓉、麻仁之类,不效再加黄芪、当归。

3.阴虚秘

诊断要点:五心烦热,潮热盗汗,阴亏肠干,舌红少津,脉细数。

治疗原则:滋阴通便。

处方用药:增液汤。玄参 30g、麦冬 24g、细生地 24g。

4.阳虚秘

诊断要点:面色㿠白,四肢不温,喜热怕冷,脉沉迟,舌红苔白。

治疗原则:温阳通便。

处方用药:济川煎加肉桂。当归 15g、牛膝 6g、肉苁蓉 9g、泽泻 5g、枳壳 3g、升麻 3g。君药:肉苁蓉温肾益精,温肾润肠。臣药:当归养血和血,牛膝补肾强腰润肠通便。佐药:枳壳下气宽肠助通便,泽泻渗利小便泻肾浊。使药:升麻升清阳则浊阴自降,加强通便之效。

多用于老年便秘。

二、临床速记

$$
便秘\begin{cases}
实证\begin{cases}
热秘:麻子仁丸\\
气秘:六磨汤或小承气汤
\end{cases}\\
虚证\begin{cases}
气虚秘:黄芪汤\\
血虚秘:尊生润肠丸\\
阴虚秘:增液汤\\
阳虚秘:济川煎
\end{cases}
\end{cases}
$$

泄　泻

　　泄泻，是指排便次数增多，粪便稀薄，甚至泻出如水样而言。古人以大便溏薄而势缓为泄，大便清稀如水而直下者为泻。《素问·至真要大论篇》说："暴注下迫，皆属于热……澄彻清冷，皆属于寒。"泄泻的原因是多样的，但病变部位都在胃肠，《景岳全书·泄泻》所谓："泄泻之本，无不由于脾胃。"

　　一、鉴别诊断

　　泄泻与痢疾的病变部位都在肠间，但症状可以鉴别：

　　1.痢疾：腹痛、里急后重、痢下赤血黏液者为痢疾，痢疾之腹痛与里急后重同时出现，其痛便后不减。

　　2.泄泻：以排便次数增多，粪便稀溏，甚至如水样；泄泻之腹痛多与肠鸣脘胀同时出现，其痛便后而减。

　　（1）外感泄泻，多夹表证，当辨其寒湿与湿热而分别论治。

　　（2）食滞肠胃之泄泻，腹痛肠鸣、粪便臭如败卵，泻后痛减。

　　（3）肝气乘脾之泄泻，以胸胁胀闷、嗳气食少、因怒而加剧。

　　（4）脾胃虚衰之泄泻，以大便时溏时泻、水谷不化、稍进油腻之物则大便次数增多、面黄肢倦为特点。

　　（5）肾阳虚衰之泄泻，多在黎明之前，以腹痛肠鸣而泻、泻后则安、形寒肢冷、腰膝酸软为特点。

　　二、辨证论治

　　1.寒：大便清稀，完谷不化，多属寒证。

　　2.热：大便色黄褐而臭，泻下急迫，肛门灼热，多属热证。

　　3.实：腹痛，痛势急迫拒按，泻后痛减，多属实证。

　　4.虚：病程较长，腹痛不甚，喜热喜按，神疲肢冷，多属虚证。

　　《医宗必读》指出，治泻有九法：即淡渗、升提、清凉、疏利、甘缓、酸收、燥脾、温肾、固涩。

1.感受外邪

（1）寒湿

诊断要点：泄泻清稀，甚至如水样，腹痛肠鸣，恶寒发热，肢体酸痛，苔白腻，脉濡缓。

治疗原则：解表散寒，芳香化湿。

处方用药：藿香正气散。方中藿香辛温散寒，芳香化湿；白术、茯苓健脾除湿。陈皮、厚朴、大腹皮理气消满，疏利气机，紫苏、白芷解表散寒，半夏醒脾燥湿。综观全方既能解表散寒又能芳香化湿。①若表邪较重，可加荆芥、防风。②如湿邪偏重，可用胃苓汤。

（2）湿热

诊断要点：泄泻腹痛，泻下急迫，粪色黄褐而臭，肛门灼热、烦热口渴，舌苔黄腻，脉濡数或滑数。

治疗原则：清热利湿。

处方用药：葛根芩连汤。方中黄芩、黄连苦寒清热燥湿，葛根解肌清热、升清止泻。①湿邪偏重，可合平胃散。②夹食滞者加神曲、麦芽、山楂。

《伤寒论》经方选用：黄芩汤。

黄芩汤方：黄芩三两，芍药二两，炙甘草二两，大枣十二枚（掰）。

方解：黄芩汤药仅四味，方中黄芩苦寒，清泄少阳郁热，治肠癖下利；芍药酸苦微寒，坚阴止痢，并于土中伐木而缓急止痛；甘草、大枣益气和中，厚朴以御木。本方是治疗热痢的祖方，《伤寒论》所创下利，包括后世泄泻和痢疾两种病证，本方既可治疗泄泻，又能治疗痢疾，清代汪昂称本方"万世治痢之祖"。

2.食滞肠胃

诊断要点：泻下粪臭如败卵，泻后痛减，伴有完谷不化，脘腹痞满，嗳腐酸臭，舌苔厚腻，脉濡。

治疗原则:消食导滞。

处方用药:保和丸。山楂、神曲、莱菔子消食导滞、宽中除满为主药;陈皮、半夏、茯苓和胃祛湿;连翘消食滞之郁热。若食滞较重化热、腹脘胀满、泻而不爽,用枳实导滞丸。

3.肝气乘脾

诊断要点:嗳气食少,每因抑郁恼怒或情绪紧张之时发生腹痛泄泻,脉弦。

治疗原则:抑肝扶脾。

处方用药:痛泻要方。方中白术健脾补虚;白芍养血柔肝;陈皮理气醒脾;防风升清止泻。

4.脾胃虚弱

诊断要点:大便时溏时泻,水谷不化,稍进油腻之物则大便次增多,脘腹胀闷不舒,面色萎黄,肢倦乏力,舌苔白,脉细弱。

治疗原则:健脾益胃。

处方用药:参苓白术散。该方用四君子和胃理气渗湿之品,标本兼治。①脾阳虚衰腹中冷痛、手足不温,用附子理中丸。②久泻导致脱肛,用补中益气丸。

《伤寒论》经方选用:兼有表证者用桂枝人参汤。

桂枝四两,白术三两,人参三两,炙甘草减至二两。去干姜,加生姜三两。

5.肾阳虚衰

诊断要点:泄泻多在黎明之前,腹部胀痛,肠鸣即泻,泻后则安,形寒肢冷,腰膝酸软,脉沉细。

治疗原则:温肾健脾,固涩止泻。

处方用药:四神丸。补骨脂补肾阳,吴茱萸、肉豆蔻温中散寒,五味子涩肠止泻。①酌加附子、炮姜以增强其温肾暖脾之功。②老年体衰,久泻不止,加黄芪、党参、白术益气健脾,合桃花汤。③慢性泄泻,虚证居多,但也有虚中夹实,有血瘀者可用桂枝汤加当归、川芎、赤芍。

《伤寒论》经方选用:茯苓四逆汤。

茯苓四逆汤方:茯苓四两,人参一两,炙甘草二两,干姜一两半,附子一枚(生用、去皮、破八片)。

茯苓四逆汤由四逆汤加人参、茯苓而成。方中干姜、附子温肾阳;人参、茯苓健脾祛湿。全方合用,脾肾健、湿邪去、泄泻止,标本同治。

三、临床速记

$$
泄泻\begin{cases}
实\begin{cases}
寒湿泻泄:藿香正气散\\
湿热泻泄:葛根芩连汤或黄芩汤\\
食滞肠胃:保和丸\\
肝郁乘脾:痛泻要方
\end{cases}\\
虚\begin{cases}
脾胃虚弱:参苓白术散或桂枝人参汤\\
肾阳虚衰:四神丸或茯苓四逆汤
\end{cases}
\end{cases}
$$

痢　疾

痢疾是以腹痛、里急后重、下痢赤白脓血为主证。中医之痢疾主要指西医的阿米巴痢疾、细菌性痢疾。

一、鉴别诊断

1.泄泻:泄泻是水谷不分,出于中焦,泄泻之腹痛多与肠鸣同时出现,泄泻可偶见里急后重,但无便脓血之证。

2.痢疾:痢以脓血伤败、病在下焦,痢疾之腹痛、多与里急后重同时出现。

二、辨证论治

治痢疾,首先察虚实、辨寒热。热痢清之,寒痢温之;初痢实则通之,久痢虚则补之。寒热交错者,清温并用;虚实夹杂者,通涩兼施。赤多重用血药,白多重用气药。初痢多见实证,久痢多见虚证,如反复发作之休息痢,则多见本虚标实证。

1.湿热痢

诊断要点:腹痛,里急后重,下痢赤白相杂,肛门灼热,苔腻微黄,脉滑数。

治疗原则:清热解毒,调气行血。

处方用药:芍药汤加银花。芍药 20g、当归 9g、黄连 9g、大黄 9g、黄芩 9g、槟榔 5g、木香 5g、甘草 5g、官桂 3g。本方对细菌性痢疾、阿米巴痢疾、急性肠炎等见有湿热下痢证候者,常见使用。①若痢疾初兼有表证,用活人败毒散。②若表邪未解而里热已有者,则用葛根芩连汤。③表证已减、痢状未止,可用香连丸。④食夹湿重可加用木香槟榔丸。⑤热偏重可加用枳实导滞丸。

《伤寒论》经方选用:黄芩汤。

2.疫毒痢

诊断要点:发病急剧,痢下鲜紫脓血,腹痛剧烈,壮热口渴,头痛烦躁,甚则神昏痉厥,舌红绛,苔黄燥。

处方用药:白头翁汤加味。白头翁 15g、黄柏 12g、秦皮 12g、黄连 6g。现代常用于治疗急、慢性细菌性痢疾、阿米巴痢疾等病见有热毒内盛、下痢脓血证候者。

3.寒湿痢

诊断要点:痢下赤白黏胨、白多赤少,伴腹痛,里急后重,头重身困,苔白腻,脉濡缓。

治疗原则:温化寒湿。

处方用药:胃苓汤。方中苍术、白术、厚朴燥湿运脾;桂枝、茯苓温化寒湿,陈皮理气散满。因痢忌利小便,故泽泻、猪苓可以减去。并可加芍药、当归以活血和营,槟榔、木香、炮姜以散寒气。

《伤寒论》经方选用:桂枝人参汤加减。

人参三两,白术三两,干姜三两,炙甘草减至二两,桂枝减至二两。加炒枳壳三两。

4.阴虚痢

诊断要点：痢下赤白脓血或下解鲜血黏稠,心烦口干,舌红光平少津,脉细数。

治疗原则：养阴清肠。

处方用药：驻车丸。方中黄连苦寒以清肠止痢,当归、阿胶以养阴和血,少佐炮姜以制黄连苦寒太过。①可加白芍、甘草以酸甘化阴、和营止痛。②加瓜蒌以滑利气机。③虚热灼津而口渴尿少,以沙参、石斛养阴生津。④痢下血多者,可加丹皮、赤芍、墨旱莲、地榆炭凉血止血。⑤若湿热未清而口苦、肛门灼热者,加黄柏、秦皮清解湿热。

《伤寒论》经方选用：芍药甘草汤加减。

芍药四两,炙甘草减至二两。加炒枳壳二两。

5.虚寒痢

诊断要点：下痢稀薄,带有白胨,甚则滑脱不禁或腹部隐痛,食少神疲,四肢不温,怕冷。

治疗原则：温补脾肾,收涩固脱。

处方用药：桃花汤或真人养脏汤。

（1）赤石脂 30g、粳米 30g、干姜 9g。

（2）人参 6g、当归 9g、白术 12g、肉豆蔻 12g、肉桂 3g、炙甘草 5g、白芍 15g、生木香 9g、诃子 12g、罂粟壳 20g。君药：罂粟壳涩肠止泻；肉桂温肾暖脾。臣药：肉豆蔻温肾暖脾而涩肠；诃子涩肠止泻；人参白术益气健脾。佐药：当归、白芍养血和营；木香调气导滞,并能止痛。使药：甘草调和诸药。①寒甚可用附子理中丸。②久泻脱肛用补中益气汤。

《伤寒论》经方选用：茯苓四逆汤加味。

茯苓四两,人参一两,炙甘草二两,附子一枚（生用、去皮、破八片）,干姜一两半。加炒枳壳二两。

6.体息痢

诊断要点：下痢时发时止,日久难愈,倦怠怯冷,大便夹有黏液赤色。

治疗原则:温中清肠,佐以调气化滞。

处方用药:连理汤加味。方中人参、白术、干姜、甘草温中健脾;黄连清肠中湿热余邪。①可用槟榔、木香、枳实等以调气行滞。②脾阳虚极,遇寒即发,下痢血胨,用千金温脾汤。③寒热错杂者,可服《伤寒论》之乌梅丸。

7.禁口痢

(1)实证由湿热、疫毒蕴结肠中,上攻于胃,胃失和降所致,症见下痢、胸闷、呕逆不食、口气秽臭。

治疗原则:泄热和胃,苦辛通降。

处方用药:开噤散。方中黄连、石菖蒲、茯苓、石莲子、陈皮、半夏、陈仓米、荷叶蒂等具有升清降浊、清热化湿、降逆和中之功,宜煎少量药汁,多次徐徐咽下。①如汤剂不受,可先用玉枢丹磨冲少量服用。②呕吐频繁,舌红绛而干,胃之气阴耗伤者,重用人参,并加麦冬、石斛、沙参。

(2)虚证多由脾胃虚弱或久痢以致胃虚气逆;症见呕恶不食,食入即吐,口淡不渴。

治疗原则:健脾和胃。

处方用药:六君子汤加石菖蒲、姜汁。如下利无度、饮食不进,肢冷脉微,病势危重,急用独参汤或参附汤。

三、临床速记

痢疾
{
　湿热痢:芍药汤
　疫毒痢:白头翁汤
　寒湿痢:胃苓汤
　阴虚痢:驻车丸
　虚寒痢:桃花汤或真人养脏汤
　休息痢:连理汤
　禁口痢{
　　开噤散
　　六君子汤
}

霍　乱

霍乱是以起病急骤、卒然发作、上吐下泻、腹痛或不痛为特征的疾病。因其病变于顷刻之间,挥霍缭乱,故名霍乱。

一、病机

《素问·六元正纪大论篇》说:"土郁之发,呕吐霍乱。"认为霍乱之病在于脾胃。

《诸病源候论·霍乱候》说:"温凉不调,阴阳清浊二气有相干乱之时,其乱在于肠胃之间者,因遇饮食而变发。"清浊之气,相互干扰,加上饮食不慎,以致引起吐泻。

二、鉴别诊断

1.呕逆吐物为主者是呕吐。

2.以大便溏泻为主者是泄泻。

3.以呕吐与泄泻交作,起病急骤,挥霍缭乱者为霍乱。

三、辨证论治

霍乱之病,突然吐泻交作,腹部疼痛或不痛,甚则皮肤弛皱,目眶凹陷,手指螺纹干瘪。

(一)寒霍乱

1.轻症

诊断要点:暴起呕吐下利,下利清稀或如米泔水,不甚臭秽,腹痛或不痛,胸膈痞闷,四肢清冷。

治疗原则:散寒燥湿,芳香化浊。

处方用药:藿香正气散合纯阳正气丸加减。藿香90g、苏叶30g、白芍30g、半夏60g、陈皮60g。①也可先服辟瘟丹芳香开窍、辟秽化浊。②或来复丹助阳化浊,理气和中。

《伤寒论》经方选用:水湿不化者用五苓散。

猪苓十八铢(去皮),泽泻一两六铢,白术十八铢,桂枝半两(去皮)。

2.重症

诊断要点:吐泻不止,吐泻物如米泔汁,面色苍白,眼眶凹陷,手指螺纹干瘪,手足厥冷,头面汗出。

治疗原则:温补脾肾,回阳救逆。

处方用药:附子理中丸。附子理中丸即理中丸(人参、干姜、白术、甘草)加附子而成。方中人参、白术、干姜、甘草健脾温中,附子辛温回阳救逆。

可用食盐填满脐中,以大艾炷灸之,借以温阳通气。

(二)热霍乱

诊断要点:吐泻频作,呕吐如渍,泻下如米泔汁,臭秽难闻,头痛,发热,口渴,脘闷心烦,腹中绞痛。

治疗原则:清热化湿,辟秽泄浊。

处方用药:燃照汤或蚕矢汤为主方。

(1)燃照汤:滑石、豆豉、焦山栀、酒黄芩、制厚朴、制半夏、白蔻仁。

(2)蚕矢汤:晚蚕砂、陈木瓜、薏苡仁、大豆黄卷、黄连、制半夏、黄芩、通草、吴茱萸。

《伤寒论》经方选用:栀子生姜豉汤。

栀子十四个(掰),生姜五两(切),香豉四合(绵裹)。上三味,以水四升,先煮栀子、生姜,取二升半;内豉,煮取一升半,去渣,分二服,温进一服,得吐者止后服。

(三)干霍乱

诊断要点:卒然腹中绞痛,欲吐不得吐,欲泻不得泻,烦躁闷乱,甚则面色青紫,四肢厥冷。

治疗原则:辟秽解浊,利气宣壅。

处方用药:玉枢丹。山慈姑、续随子、大戟、麝香、朱砂、五倍子。①因邪气过盛,可先用烧盐方探吐。②可采用针刺十宣、委中出血以及刮痧等。③用吴茱萸、青盐各 30g 略研,炒热用布裹之熨脐下温通阳气。

四、临床速记

$$
霍乱
\begin{cases}
寒霍乱
\begin{cases}
轻症:藿香正气散或五苓散 \\
重症:附子理中丸
\end{cases} \\
热霍乱:燃照汤或蚕矢汤或栀子生姜豉汤 \\
干霍乱:玉枢丹
\end{cases}
$$

第四章　内分泌、泌尿系病在"养利"

治泌尿系、内分泌病多为"利与养"。泌尿系疾病之淋证、水肿、癃闭为小便不利,治疗无论利气或是清热,总以利尿为主。内分泌之瘿病治疗应以利气、利痰、活血化瘀为原则,而消渴多有小便多、体瘦弱,以养阴补气为主。

消　渴

消渴是以多饮、多尿、多食、消瘦为主的疾病。在西医为糖尿病,属内分泌系统疾病。

一、病因病机

消渴的病机主要在于阴津亏损、燥热偏盛,而以阴虚为本、燥热为标,两者互为影响而导致病情发展产生并发症。

二、分型施治

1.上消
诊断要点:渴而多饮。
治疗原则:清热润肺,生津止渴。
处方用药:消渴方。花粉、黄连、生地、藕汁。
2.中消
诊断要点:消谷善饥。
治疗原则:清胃泻火,养液增液。

处方用药:玉女煎。石膏 30g、熟地 30g、麦冬 6g、牛膝 5g、知母 5g。君药:石膏清阳明有余之热。臣药:熟地补少阴不足之阴。佐药:知母助石膏清胃热,麦冬助熟地滋胃阴。使药:牛膝滋补肾水,并引热下行。

3.下消

诊断要点:便数有膏。

治疗原则:滋阴补肾,润燥止泻。

处方用药:六味地黄丸。君药:熟地滋肾阴、益精髓。臣药:山茱萸酸温滋肾益肝,山药滋肾补脾,或成三阴并补以收补肾治本之功,亦即王冰所谓"壮水之主以制阳光"之义。佐药:泽泻利湿泄浊,并减熟地之滋腻;丹皮清泄虚热,并制山茱萸之温;茯苓渗脾湿,既助泽泻以泄肾浊,又助山药之健运以充养后天之本,六药合用,三补三泻,以补为主;肾肝脾并补,以补肾阴为主。

三、讨论

历代医家对消渴的分型施治多延用《证论准绳》提出的:"渴而多饮为上消""消谷善饥为中消""渴而便数有膏为下消"。这种分型在笔者看来还不尽科学,从笔者的临床统计来看有 11% 的消渴患者无症状,但有血糖尿糖升高的指标,这 11% 的患者患者应该划在哪一消?而 67% 的患者具备三消的症状,多饮、多食、多尿,那这 67% 的患者又归在哪一消? 既然分型 78% 都不科学,那治疗上又怎么谈的上科学呢? 再从西医的角度来讨论分型的问题,消渴在西医为糖尿病,基本分为胰岛素依赖型和非胰岛素依赖型,这种分型对治疗上再起不到更多的指导意义。

笔者的辨证施治思路:笔者认为从症状、病机分期治疗更科学,无论从中医或是西医,无论从症状或是检查指标都有诊断治疗价值。

1.消渴早期

病机:阴虚有热(阴虚火旺)。

症状:三多一少部分症状或全部症状,但多有大便干、口干等阴虚火旺的症状。

治疗:滋阴清热。

处方用药:滋阴降糖胶囊(兰州现代中医药研究所制剂)。生地、知母、生山药、玄参、天花粉、黄连。

2.消渴中期

病机:气阴两虚并有热。

症状:三多一少全部或部分症状,但因从早期阴虚火旺发展为伤阴耗气,而出现气阴两虚的症状,如:手足麻木、视物模糊等,这也是西医讲的末梢神经炎和糖尿病眼底病变。

处方用药:活血降糖胶囊(兰州现代中医药研究所制剂)。生黄芪、生地、知母、玄参、花粉、黄连、川芎、菊花、冬虫夏草。

3.消渴后期

病机:阳气虚衰(阴损及阳)。

症状:大便溏薄,手足发凉,四肢或全身水肿,这也是糖尿病肾病的表现,逐渐发展至肾衰、尿毒症。

治疗原则:补肾助阳,通调水道。

处方用药:温阳降浊方。制附子、肉桂、黄芪、炒白术、熟地、杜仲、泽兰、炒山药、制半夏。

四、典型病例

1. 李×,因右膝关节肿痛就诊于某医院,以骨膜炎收住骨科,入院检查血糖17mmol/L、餐后血糖22mmol/L、尿糖(++)。确诊为糖尿病随即转入糖尿病科,口服降糖药后血糖有所下降,但效果并不理想,随即给予胰岛素注射,空腹血糖降至9mmol/L左右,餐后血糖14mmol/L、尿糖(+)或(++)。患者自始至终都没有出现过渴而多饮、消谷善饥、便数有膏。笔者前去会诊时,气力、精神具好,也无伤气耗气之并发症,所以确诊为消渴早期,予以滋阴降糖胶囊。一周后复查血糖、尿糖均正常,效不更方,继续巩固治疗。

2.金××,男,50岁。患糖尿病 10 余年,已使用胰岛素 3 年,因眼花、手足麻木、大便干而就诊,检查:空腹血糖 8mmol/L、尿糖(+),确诊消渴中期。予以活血降糖胶囊,一周后复诊大便正常,眼花、手足麻木均有好转,空腹血糖 7mmol/L,尿糖微量,继服上方。

3.于××,男,67岁。患糖尿病 15 年,一直口服降糖药治疗。就诊时主诉:手足发凉,五更泄泻,下肢时有浮肿,纳差乏力,检查血糖 12mmol/L,尿糖(++)、尿蛋白(++),确诊为消渴后期。予以温阳降浊方,复诊时有好转,3 周后复诊:血糖 7mmol/L、尿糖(+),嘱期坚持服药。

五、临床速记

消渴 { 早期:滋阴降糖方
中期:活血降糖方
后期:温阳降浊方

瘿　病

瘿病是由于情志内伤、饮食及水土失宜以致气滞、痰凝、血瘀壅结颈前所引起的,以颈前喉结两旁结块肿大为主要临床特征的一类病证。

一、病因病机

瘿病的基本病机是气滞、痰凝、血瘀壅结颈前,病变部位主要在肝脾,与心有关。

二、辨证论治

1.气郁痰阻
诊断要点:颈前喉结两旁结块肿大,质软不痛,颈部有胀觉,胸闷,喜太息,胸胁窜痛,病情随情志波动,脉弦。

治疗原则:理气舒郁,化痰消瘿。

处方用药:四海舒郁丸。海蛤粉、海藻、海螵蛸、昆布、陈皮、青木香。

2.痰结血瘀

诊断要点:颈前喉结两旁结块肿大,按之较硬或有结节,肿块经久未消,胸闷,纳差,舌质暗。

治疗原则:理气化痰,活血祛瘀。

处方用药:海藻玉壶汤。海藻、昆布、半夏、陈皮、青皮、连翘、象贝、当归、川芎、独活、甘草。

3.肝火旺盛

诊断要点:颈前喉结两旁轻度或中度肿大突出,手指颤抖,面部烘热,口苦,烦热,性情急躁易怒。

治疗原则:清肝泄火,消瘿散结。

处方用药:栀子清肝汤合消瘰丸。栀子、丹皮、柴胡、当归、芍药、茯苓、川芎、牛蒡子、甘草。①肝火旺盛、烦躁易怒、脉弦数者,加夏枯草、龙胆草。②风阳内盛、手指颤抖者,加石决明、钩藤、白蒺藜、牡蛎。③兼见胃热内盛而见多食易饥者,加生石膏、知母清泄胃热。

4.心肝阴虚

诊断要点:起病缓,眼干,目眩,心悸不宁,脉弦细数。

治疗原则:滋阴降火,宁心柔肝。

处方用药:天王补心丹或一贯煎加减。

(1)人参15g、茯苓15g、玄参15g、丹参15g、桔梗15g、远志15g、当归30g、五味子30g、麦冬30g、天冬30g、柏子仁30g、酸枣仁30g、生地120g。

(2)北沙参9g、麦冬5g、当归9g、枸杞子18g、川楝子5g、生地30g。①虚风内动、手指及舌体颤抖者,加钩藤、白蒺藜、白芍。②运化失调、大便稀溏者加白术、薏苡仁、淮山药、麦芽。③肾阴亏虚而见耳鸣、腰酸者,酌加龟板、桑寄生、牛膝、菟丝子。④病久正气耗伤、精血不足加黄芪、山茱萸、熟地、枸杞子。

三、临床速记

$$
瘿病\begin{cases}
气郁痰阻:四海舒郁丸\\
痰结血瘀:海藻玉壶汤\\
肝火旺盛:栀子清肝汤合消瘰丸\\
心肝阴虚:天王补心丹或一贯煎
\end{cases}
$$

淋　　证

淋证是指小便频数短涩,滴沥刺痛,欲出未尽,小腹拘急。

一、鉴别诊断

1.癃闭:癃闭以排尿困难、小便量少甚至点滴全无为特征。其小便量少、排尿困难与淋证相似,但淋证尿频而疼痛,且每日排尿总量多为正常;癃闭则无尿痛,每日排出尿量低于正常,严重时小便闭塞,无尿排出。

2.尿血:血淋和尿血都以小便出血、尿色红赤,甚至溺出纯血为共有的症状,其鉴别是尿痛的有无,尿血多无疼痛之感,虽其间有轻微的胀痛或热痛,但终不若血淋的小便滴沥而疼痛难忍。故一般以痛者为血淋,不痛者为尿血。

3.尿浊:淋证的小便浑浊与尿浊鉴别,尿浊虽然小便浑浊,白如泔浆,与膏淋相似,但排尿时无疼痛滞涩感。

各类淋证之间的鉴别:小便频数短涩,滴沥刺痛,欲出未尽,小腹拘急,或痛引腰腹,为诸淋所共有,各淋症又有不同的鉴别要点。石淋:以小便排出砂石为主证。膏淋:淋证而见小便浑浊如米泔水或滑腻如脂膏。血淋:溺血而痛。气淋:少腹胀满较为明显,小便艰涩疼痛,尿有余沥。热淋:小便灼热刺痛。劳淋:小便淋沥不已,遇劳即发。

二、辨证论治

1.热淋

诊断要点:小便短数,灼热刺痛,口苦,大便秘结,脉濡数。

治疗原则:清热利湿通淋。

处方用药:八正散。车前子、瞿麦、滑石、扁蓄、山栀子、炙甘草、木通、大黄。①若大便秘结,腹胀者可重用生大黄,并加枳实。②寒热往来、口苦呕恶,可合小柴胡汤。③若湿热伤阴,去大黄,加生地、知母、白茅根。

《伤寒论》经方选用:猪苓汤。

猪苓汤方:猪苓(去皮),茯苓、泽泻、阿胶、滑石(碎)各一两。上五味,以水四升,先煮四味,取二升,去渣;内阿胶烊化,温服七合,日三服。

方解:猪苓汤由猪苓、茯苓、泽泻、阿胶、滑石组成。猪苓、茯苓、泽泻甘淡渗泄以利水,滑石甘寒,清热利窍,既能清热,又能利水;阿胶甘平,滋阴润燥。诸药合用,有清热利尿、育阴润燥之功。

2.石淋

诊断要点:小便艰涩,尿中断,尿道窘迫疼痛。

治疗原则:清热利湿,通淋排石。

处方用药:石苇散。石苇、冬葵子、瞿麦、滑石、车前子,并可加金钱草、海金砂、鸡内金等以加强排石消坚的作用。①腰腹绞痛者,可加芍药、甘草以缓急止痛。②尿中带血加小蓟草、生地、藕节炭以凉血止血。③如兼有发热,可加蒲公英、黄柏、大黄。

3.气淋

诊断要点:①实证:小便涩滞,淋漓不尽,少腹满痛,脉沉弦。②虚证:小腹坠胀,尿有余沥,面色苍白,脉细无力。

治疗原则:①实证宜利气疏导:沉香散。沉香、陈皮利气;当归、白芍柔肝;甘草清热;石苇、滑石、冬葵子、王不留行利尿通淋。②虚证宜补中益气:补中益气汤。胸闷胁胀者,加青皮、芍药、小茴香疏通肝气。

《伤寒论》经方选用:茯苓桂枝白术甘草汤。

茯苓桂枝白术甘草汤方:茯苓四两,桂枝三两(去皮),白术二两,炙甘草二两。上四味,以水六升,煮取三升,去渣,分温三服。

4.血淋

(1)实证:尿红或血块,疼痛满急加剧,脉滑数。

治疗原则:清热通淋,凉血止血。

处方用药:小蓟饮子合导赤散。方中小蓟、生地、蒲黄、藕节炭凉血止血,木通、竹叶降心火。栀子清泄三焦之火,滑石利尿通淋,当归引血归经,生甘草梢泻火而能走达茎中以止痛;若血多痛甚,可吞参三七、琥珀粉以化瘀通淋止血。

(2)虚证:尿色淡红,腰酸膝软,乏力,脉细数。

治疗原则:滋阴清热,补虚止血。

处方用药:知柏地黄丸。加旱莲草、阿胶、小蓟。

《伤寒论》经方选用:猪苓汤加三七。

5.膏淋

(1)实证:小便如米泔水,夹有凝块、尿道热涩疼痛,苔黄腻,脉濡数。

治疗原则:清热利湿,分清泄浊。

处方用药:程氏萆薢分清饮。方中萆薢、菖蒲清利湿热,黄柏、车前子清热利湿,白术、茯苓健脾除湿,莲子心、丹参清心活血通络。①若少腹尿不畅者加乌药、青皮。②小便夹血者加小蓟、藕节炭、茅根。

(2)虚证:反复发作,淋出如脂,消瘦头昏乏力,腰软,脉细无力。

治疗原则:补虚固涩。

处方用药:膏淋汤。方中党参、山药补脾,地黄、芡实滋肾,龙骨、牡蛎、白芍固涩脂液。脾肾两虚、中气下陷、肾失固涩用补中益气汤合七味都气丸。

6.劳淋

诊断要点:小便不甚赤涩,但淋漓不已,遇劳即发,腰酸腿软,神疲乏力,舌淡。

治疗原则:健脾益肾。

处方用药:无比山药丸。方中山药、茯苓、泽泻健脾利湿;熟地、山茱萸、巴戟天、杜仲、菟丝子、五味子、苁蓉益肾固涩。①脾虚气陷、少腹坠胀、小便点滴而出,可用补中益气汤。②肾阴亏虚、面色潮红、五心烦热,知柏地黄丸。③肾阳虚衰,可配合右归丸或鹿角粉。

三、临床速记

淋证是指小便频数短、滴沥刺痛、欲出未尽、少腹拘急,或痛引腰腹的病证。类似于现代医学的前列腺炎症或泌尿系统感染。

淋证
- 热淋:八正散或猪苓汤
- 石淋:石苇散
- 气淋
  - 实:沉香散
  - 虚:补中益气汤或茯苓桂枝白术甘草汤
- 血淋
  - 实:知柏地黄丸
  - 虚:小蓟饮子合导赤散或猪苓汤加三七
- 膏淋
  - 实:程氏萆薢分清饮
  - 虚:膏淋汤
- 劳淋:无比山药丸

水　肿

水肿是指体内水液潴留,泛滥肌肤,引起眼睑、头面、四肢、腹背甚至全身浮肿,严重者还可伴有胸水、腹水。《素问·水热穴论篇》提出:"故其本在肾,其末在肺。"《素问·至真要大论篇》又指出:"诸湿肿满,皆属于脾。"

一、鉴别诊断

1.水肿以头面或下肢先肿,继及全身,一般皮色不变,腹皮无青筋暴露。

2.鼓胀往往先见腹部胀大,继则下肢或全身浮肿,腹皮青筋暴露。

二、辨证论治

《金匮要略·水气病》明确指出:"诸有水肿,腰以下肿,当利小便;腰以上肿,当发汗乃愈。"

辨证上以阴阳为纲,凡感受风邪、水气、湿毒、湿热诸邪,症见表、热、实证者,多按阳水论治。《金匮要略》中的风水、皮水多属此类。凡饮食劳倦,房劳过度,损伤正气,症见里虚、寒证者,多从阴水论治。《金匮要略》中正水、石水多属阴水。

(一)阳水

1.风水泛滥

诊断要点:眼睑浮肿,继则四肢及全身皆肿,来势迅速,多有恶寒发热,肢节酸楚。偏于风热者伴咽喉红肿疼痛,脉浮滑数;偏于风寒者,兼恶寒,咳喘,脉浮滑或紧。

治疗原则:散风清热,宣肺行水。

处方用药:越婢加术汤加减。麻黄 9g、甘草 5g、石膏 18g、白术 10g、大枣 5g。①可酌加浮萍、泽泻、茯苓以助宣肺利水消肿。②若咽喉肿痛,可加板兰根、桔梗、连翘。③若热重尿少,可加鲜茅根清热利尿。④若风寒偏盛,去石膏,加苏叶、防风、桔梗。⑤若见咳喘较甚,可加前胡、杏仁降气止喘。⑥汗出恶风,卫阳已虚,则用防己黄芪汤。

2.湿毒侵淫

诊断要点:小便不利,身发疮痍,甚者溃烂,脉浮数或滑数。

治疗原则:宣肺解毒,利湿消肿。

处方用药:麻黄连翘赤小豆汤合五味消毒饮。前方中麻黄、杏仁、桑白皮宣肺行水,连翘清热散结,赤小豆利水消肿;后方以银花、野菊花、蒲公英、紫花地丁、紫背天葵加强清解湿毒之力。①若脓毒甚者当重用蒲公英、紫花地丁。②若湿盛而糜烂者,加苦参、土茯苓。③若风盛而瘙痒者,加白藓皮、地肤子。④若血热而红肿,加丹皮、赤芍。⑤若大便不通,加大黄、芒硝。

《伤寒论》经方选用:茵陈蒿汤加减。

茵陈蒿六两,栀子十四个(掰),大黄二两(去皮)。加茯苓二两、泽泻三两。上五味,以水一斗二升,先煮茵陈减六升;内四味,煮取三升,去渣,分三服。

3.水湿浸渍

诊断要点:全身水肿,身体困重,胸闷,纳呆,泛恶,苔白腻。

治疗原则:健脾化湿,通阳利水。

处方用药:五皮饮合胃苓汤。生姜皮、桑白皮、陈皮、大腹皮、茯苓皮。后方以白术、茯苓健脾化湿,苍术、厚朴燥湿健脾。猪苓、泽泻利尿消肿,肉桂温阳化气行水。若肿甚而喘加麻黄、杏仁、葶苈子宣肺泻水。

《伤寒论》经方选用:苓桂术甘汤。

苓桂术甘汤方:茯苓四两,桂枝三两(去皮),白术二两,炙甘草二两。上四味,以水六升,煮取三升,去渣,分温三服。

4.湿热壅盛

诊断要点:皮肤绷急光亮,胸脘痞闷,烦热口渴,小便短赤,大便干结,脉沉数或濡数。

治疗原则:分利湿热。

处方用药:疏凿饮子。泽泻 12g、赤小豆 15g、羌活 9g、大腹皮 15g、木通 12g、蜀椒 9g、茯苓皮 30g、秦艽 9g、槟榔 9g。①若腹满不减、大便不通者,可合己椒苈黄丸。②气粗喘满、倚息不得卧,五苓散、五皮散合葶苈大枣泻肺汤。③水肿与伤阴并见,用猪苓汤。④湿热下注膀胱见尿痛、尿血,加大小蓟、白茅根。

《伤寒论》经方选用:茵陈柏皮汤加味。

栀子十五个(掰),炙甘草一两,黄柏二两。加泽泻三两、滑石三两。

(二)阴水

1.脾阳虚衰

诊断要点:身肿腰以下为重,腹胀纳减,便溏。面色萎黄,神倦肢冷,小便短少,舌红,苔白腻白滑,脉沉缓。

治疗原则:温运脾阳,以利水湿。

处方用药:实脾饮。厚朴 6g、白术 6g、木瓜 6g、生木香 6g、草果仁 6g、大腹皮 6g、附子 6g、茯苓 6g、干姜 6g、炙甘草 3g。①气短声弱,气虚甚者,可加人参、黄芪健脾补气。②若小便短少,加桂枝、泽泻。③脾气虚弱,不能运化水湿,治宜健脾化湿,用参苓白术散。

《伤寒论》经方选用:苓桂术甘汤。

2.肾气衰微

诊断有点:面浮身肿,腰以下尤甚,腰部冷痛酸重,四肢厥冷,怯寒神疲,舌淡胖,苔白,脉沉细或沉迟无力。

治疗原则:温肾助阳,化气行水。

处方用药:济生肾气丸、真武汤。六味地黄丸补肾;用肉桂、附子温补肾阳;用白术、茯苓、泽泻、车前子通利小便,生姜温散水寒之气,白芍调和营阴,牛膝引药下行。①若小便清长量多,去泽泻、车前子,加菟丝子、补骨脂。②若心悸、唇绀、脉虚数或结代,乃水邪上逆、心阳被遏、瘀血内阻,宜重用附子,加桂枝、炙甘草、丹参温阳化瘀。③若见喘促、汗出、脉虚浮而数,是水饮凌肺、肾不纳气,宜重用人参、蛤蚧、五味子、山萸肉、牡蛎。

肾病综合征之肾毒症期,肾气虚极,中阳衰败,浊阴不降,而见神疲欲睡,泛恶甚至口有尿味,宜附子合制大黄、黄连、半夏解毒降浊。水肿病的治疗常合活血化瘀法。益母草、泽兰、桃仁、红花可以加强利尿治肿的效果。

三、临床速记

水肿
- 阳水
  - 风水泛滥:越婢加术汤
  - 湿毒浸淫:麻黄连翘赤小豆汤合五味消毒饮或茵陈蒿汤
  - 水湿浸渍:五皮饮合胃苓汤或苓桂术甘汤
  - 湿热壅盛:疏凿饮子或茵陈柏皮汤加减
- 阴水
  - 脾阳虚衰:实脾饮或苓桂术甘汤
  - 肾气衰微:济生肾气丸合真武汤

治疗水肿利尿提壶揭盖法用药:桔梗、杏仁、紫菀、柴胡、升麻。

癃　闭

癃闭是由于肾和膀胱气化失司导致的以排尿困难、全日总尿量明显减少、小便点滴而出,甚则闭塞不通为临床特征的一种病证,属于西学尿潴留和无尿症的范畴。

一、鉴别诊断

1.水肿:体内水液潴留,许多病均可伴发。

2.淋证:小便频数短涩,滴沥刺痛,欲出未尽(多为泌尿系感染)。

3.癃闭:肾和膀胱气化失司,水结膀胱之候(尿潴留)。

4.关格:多见于水肿、淋证、癃闭的晚期,类似于肾病、尿毒症见小便不通与呕吐。

二、辨证论治

1.膀胱湿热型

诊断要点:小便点滴不通,或量极少而短赤灼热,小腹胀满,口苦口黏,口渴不欲饮,舌红苔黄腻,脉数。

治疗原则:清热利湿,通利小便。

处方用药:八正散(方见热淋)。①口舌生疮用导赤散。②湿热伤阴改用滋阴通关丸。③壅结三焦用黄连温胆汤。

《伤寒论》经方选用:猪苓汤。

猪苓(去皮)、茯苓、泽泻、阿胶、滑石(碎)各一两。加龙胆草一两。

2.尿道阻塞型

诊断要点:尿细如线,甚则阻塞不通,舌暗紫有瘀点。

治疗原则:行瘀散结,通利水道。

处方用药:抵当丸。当归尾、水蛭、桃仁、大黄、芒硝以通瘀化结,加红花、牛膝。①久病气血两虚,加黄芪、丹参、当归身。②尿路结石,加金钱草、海金砂、冬葵子、瞿麦、萹蓄。③尿血,吞服参三七、琥珀粉。

3.肝郁气滞型

诊断要点:小便不通或不爽,情志抑郁,胁腹胀痛。

治疗原则:疏调气机,通利小便。

处方用药:沉香散(见气淋)。①药力不足可加六磨汤。②若气郁化火可加龙胆草、山栀子。

4.肺热壅盛型

诊断要点:小便不畅,咽干,烦渴欲饮,呼吸急促或有咳嗽,舌红苔薄黄,脉数。

治疗原则:清肺热,利水道。

处方用药:清肺饮。方中黄芩、桑白皮、麦冬泄热养阴,车前子、木通、茯苓、山栀子清热通利,使上清下利,小便自通。①心火旺加黄连、竹叶。②肺阴不足加沙参、茅根。③大便不通加大黄、杏仁宣肺通便。④鼻塞头痛加薄荷、桔梗。

《伤寒论》经方选用：栀子生姜汤加味。

栀子十四个（掰），生姜五两（切），香豉四合（绵裹）。加桑白皮三两、葶苈子二两。

5.肾阳衰惫型

诊断要点：排出无力，面色苍白，神气怯弱，畏寒肢冷，腰膝冷而酸软无力，舌淡胖苔薄白，脉沉细或弱。

治疗原则：温阳益气，补肾利尿。

处方用药：济生肾气丸。方中六味地黄补肾阴，牛膝、车前子利水，肉桂、附子补阳化气行水，使小便得以通利。①形神萎钝、精血俱亏，治宜香茸丸。②小便量少、无尿、呕吐、神昏者，治宜千金温脾汤，合吴茱萸汤以温补脾肾、和胃降逆。

《伤寒论》经方选用：茯苓四逆汤。

茯苓四两，人参一两，炙甘草二两，干姜一两半，附子一枚（生用、去皮、破八片）。

6.中气不足

诊断要点：小腹坠胀，时欲小便而不得出，精神疲乏，食欲不振，气短而语声低细，舌质淡苔薄，脉细脉。

治疗原则：升清降浊，化气利水。

处方用药：补中益气汤合春泽汤。春泽汤、白术、桂枝、猪苓、茯苓、泽泻、人参。

《伤寒论》经方选用：桂枝人参汤加减。

桂枝减至二两，炙甘草减至二两，白术三两，人参三两。去干姜，加生姜三两、茯苓四两。

三、临床速记

$$
癃闭
\begin{cases}
膀胱湿热：八正散或猪苓汤 \\
尿道阻塞：抵挡丸 \\
肝郁气滞型：沉香散 \\
肺热壅盛：清肺饮（用提壶揭盖法）或栀子生姜汤加味 \\
肾阳衰惫：济生肾气丸或茯苓四逆汤 \\
中气不足：补中益气汤合春泽汤或桂枝人参汤加减
\end{cases}
$$

第五章　杂病治需
"霸王道杂之"

　　本章所列 10 种疾病属于不能归为前面四个章节中的杂病，因这些疾病的病因病机不同，表现症状更是不同，在治疗中也相去甚远。在不同病证治疗中根据具体情况灵活应用，不执一端，或补或泻、或升或降、或散或收、或因寒或因热等都不相同，正如汉宣帝所言："汉家自有制度，本以霸王道杂之，奈何纯任德教，用周致乎！"是啊，几千年中医治病怎么能只用"和与补"，所以中医治疗应在四诊八纲的基础上，因病因时辨证施治，治疗用药灵活应用。

腰　　痛

　　腰痛是指以腰部疼痛为主要症状的一类病证。可表现在腰部的一侧或两侧；因腰为肾之府，故腰痛与肾的关系最密切，属于西医的腰肌纤维炎、强直性脊椎炎、腰椎骨质增生、腰肌劳损等。

一、辨证论治

1.寒湿腰痛

诊断要点：腰部冷痛重着，转侧不利，逐渐加重。静卧痛不减，遇阴雨天则加重，苔白腻，脉沉而迟缓。

治疗原则：散寒行湿，温经通络。

处方用药：甘姜苓术汤加味（又名肾着汤）。茯苓 12g、干姜 12g、白术 6g、甘草 6g。①可加桂枝、牛膝以温经通络，加杜仲、桑寄生、续断兼补肾壮腰。②寒邪偏盛加附片,若湿邪偏胜、痛而沉着、苔厚腻加苍术。③兼有风邪,可用肾着汤合独活寄生汤祛风活络、补益肝肾。

2.湿热腰痛

诊断要点:腰部弛痛,痛处伴有热感,活动可减轻,苔黄腻,脉濡数。

治疗原则:清热利湿,舒筋止痛。

处方用药:四妙丸。苍术 120g、黄柏 200g、牛膝 120g、薏苡仁 200g。①加木瓜、络石藤加强舒筋通络止痛之功。②加栀子、泽泻、木通加强清热利湿之功。③湿热伤阴,应以清热利湿为主,选用滋阴不恋湿的女贞子、旱莲草。

《伤寒论》经方选用:芍药甘草附子汤加减。

芍药三两,附子一枚(炮、去皮、破八片),炙甘草减至一两。加怀牛膝三两。

方解:减少甘草以免甘缓滞湿,芍药缓急止痛,附子大辛大热、补火助阳、祛风寒湿,得甘草之甘,通经止痛,芍药性寒得附子互和,加怀牛膝去湿热、强筋骨、止腰痛。该方对寒湿腰痛及湿热腰痛均可选用。

3.瘀血腰痛

诊断要点:腰痛如针刺,痛有定处,日轻夜重,痛处拒按。

治疗原则:活血化瘀,理气止痛。

处方用药:身痛逐瘀汤。秦艽 3g、川芎 6g、桃仁 9g、红花 9g、当归 9g、牛膝 9g、羌活 3g、没药 6g、五灵脂 6g、地龙 6g、香附子 3g。①可加地鳖虫,配方中地龙起到通络祛瘀的作用。②无周身痹痛可去秦艽、羌活。③兼有风湿加独活、金狗脊。④兼有肾虚者,宜加杜仲、续断、熟地。⑤若扭伤者则加乳香、青皮加强行气活血止痛之效。

4.肾虚腰痛

诊断要点:腰痛以酸痛为主,喜按喜揉,腿膝无力;遇劳更甚。偏阳虚者少腹拘急,面色苍白,手足不温;偏阴虚者则心烦失眠,口燥咽干,面色潮红,手足心热。

治疗原则:偏阳虚者,温补肾阳用右归丸。偏阴虚者,滋补肾阴用左归丸。①虚火甚者,酌加大补阴丸。②无明显阴阳虚者,用青娥丸。

二、临床速记

$$
腰痛\begin{cases} 寒湿腰痛:甘姜苓术汤(肾着汤) \\ 湿热腰痛:四妙丸或芍药甘草附子汤加减 \\ 瘀血腰痛:身痛逐瘀汤 \\ 肾虚腰痛:阳虚者,右归丸;阴虚者,左归丸 \end{cases}
$$

痹 证

痹证以肌肉、筋骨、关节发生疼痛、麻木、重着、屈伸不利,甚者关节肿大灼热为主要临床表现的病证,病久气血肝肾亏虚,可出现软弱无力等虚证表现。

痹证治疗总则正如《医学心悟·痹》说:"治行痹者,散风为主,而以除寒祛湿佐之。"大抵参以补血之剂,所谓治风先治血,血行风自灭。治痛痹者,散寒为主,而以疏风佐之,大抵参以补火之剂,所谓热则通,寒则凝塞,通则不痛,痛则不通也。治疗着痹者,燥湿为主,而以祛风寒佐之,大抵参以补脾之剂,土旺胜湿则湿痹自愈。

一、辨证论治

1.行痹

诊断要点:风邪为病善行易变,疼痛游走不定,遇风更甚。

治疗原则:祛风通络,散寒除湿。

处方用药:防风汤。防风、当归、赤茯苓、杏仁、黄芩、秦艽、葛根、麻黄、肉桂、生姜、甘草、大枣。

《伤寒论》经方选用：葛根汤。

葛根四两，麻黄三两（去节），桂枝二两（去皮），芍药二两，生姜三两（切），炙甘草二两，大枣十二枚（擘）。上七味，以水一斗，先煮葛根、麻黄减二升，去上沫；内诸药，煮取三升，去渣，温服一升。

2.痛痹

诊断要点：痛有定处，遇寒则痛甚，得热则痛减，屈伸不利。

治疗原则：温经散寒，祛风除湿。

处方用药：乌头汤。川乌、麻黄、芍药、黄芪、甘草。

3.着痹（湿痹）

诊断要点：关节肌肉疼痛，时轻时重，阴雨天痛甚。

治疗原则：除湿通络，祛风散寒。

处方用药：薏苡仁汤加减。薏苡仁、川芎、当归、麻黄、桂枝、羌活、防风、川乌、甘草、生姜。

《伤寒论》经方选用：当归四逆汤。

当归四逆汤方：当归三两，桂枝三两（去皮），芍药三两，细辛三两，炙甘草二两，通草二两，大枣十二枚（擘）。

方解：当归四逆汤即桂枝汤去生姜，倍用大枣，加当归、细辛、通草而成。方中当归补血行血，配以芍药益营养血、缓急止痛，桂枝、细辛温经散寒、温通止痛，通草入血脉而通行血脉，炙甘草、大枣补中益气。痛痹以寒为主，故散寒温通为法，全方温通止痛，补益气血，是治疗血虚寒凝之首选。

《伤寒论》经方选用：茯苓四逆汤。

茯苓四逆汤方：茯苓四两，人参一两，炙甘草二两，干姜一两半，附子一枚（生用、去皮、破八片）。上五味，以水五升，煮取三升，去渣，温服七合，日二服。

方解：着痹即湿痹，多因脾肾阳虚，湿聚成痹，方中人参、茯苓健脾祛湿，附子、干姜温肾阳、祛寒湿，炙甘草补中益气、调和诸药。全方温补脾肾、祛湿止痛。

4.风湿热痹

诊断要点:关节红肿热痛,痛不可触。

治疗原则:清热通络,祛风除湿。

处方用药:白虎桂枝汤合宣痹汤。

(1)知母 9g、甘草 3g、石膏 30g、粳米 6g、桂枝 9g。

(2)防己、杏仁、连翘、滑石、薏苡仁、半夏、蚕砂、赤小豆皮、栀子。

《金匮要略》经方选用:桂枝芍药知母汤。

桂枝二两,芍药二两,炙甘草一两,麻黄二两,生姜三两,白术三两,知母三两,防风二两,炮附子二两。上九味,以水七升,煮取三升,每次温服一升,日三服。

风湿热痹,多表现为关节红肿热痛,现代常见病"痛风"也属于该范畴,同样使用方中麻黄、防风、生姜发汗解表;桂枝、白芍调和营卫、通经止痛,知母清热,附子温通,一清一温,共而止痛。白术、炙甘草健脾祛湿。

5.尪痹

诊断要点:痹证经久不愈,关节痛肿,屈伸不利,僵硬变形。

治疗原则:补肾祛寒,活血通络。

处方用药:独活寄生汤。独活 9g,寄生、杜仲、牛膝、细辛、秦艽、茯苓、桂心、防风、川芎、人参、甘草、当归、芍药、熟地各 6g。君药:独活善祛下焦与筋骨之间风寒湿邪。臣药:细辛发散阴经风寒、搜剔筋骨风湿而止痛;防风祛风邪以胜湿;秦艽除风湿而舒筋;寄生、杜仲、牛膝祛风湿兼补肝肾;当归、川芎、地黄、白芍养血又兼活血;人参、茯苓补气健脾;桂心温通血脉。佐使药:甘草调和诸药。①若疼痛较甚,可酌加制川乌、白花蛇、地龙、红花。②若寒邪偏重者,可加附子。③若湿邪偏重者,可加防己。④若正虚不甚者,可减地黄、人参。

注:在痹证治疗中常用到附子、川乌等祛风湿、温经止痛之

药,因其毒副作用,所以要从小剂量开始应用,体弱者慎用,并久煎去毒,对抽掣疼痛、肢体挛急者,可配地龙、全虫、蜈蚣、小白花蛇、乌梢蛇、露蜂房等具有通络止痛、祛风除湿之药。

《伤寒论》经方选用:芍药甘草汤。

芍药甘草汤方:白芍药、炙甘草各四两。上二味,以水三升,煮取一升五合,去渣,分温再服。

芍药甘草汤由芍药、甘草组成。芍药养血敛阴,甘草甘缓补中,共同缓急止痛。本方适用于经脉失养痉挛痹痛者。

二、临床速记

$$
痹症\begin{cases}
行痹:疼痛游走不定:防风汤或葛根汤 \\
痛痹:疼痛有定处、遇寒更甚:乌头汤或当归四逆汤 \\
着痹:关节痛重,雨天更甚:薏苡仁汤或茯苓四逆汤 \\
热痹:关节红肿热痛:白虎加桂枝汤或桂枝芍药知母汤 \\
尪痹:痹证日久兼有虚寒:独活寄生汤或芍药甘草汤
\end{cases}
$$

虚 劳

虚劳又称劳损。是由多种原因所致的,以脏腑亏损、气血阴阳不足为主要病机的多种慢性衰弱证候的总称。

一、辨证论治

虚劳的证候虽多,但总不离乎五脏,而五脏之伤,又不外乎气、血、阴、阳。故对虚劳的辨证,应以气、血、阴、阳为纲,五脏虚候为目。

(一)气虚

1.肺气虚

诊断要点:短气自汗,声音低怯,易感冒,舌淡,脉弱。

治疗原则:补益肺气。

处方用药:补肺汤。以人参、黄芪益气固表;熟地、五味子益肾固元敛肺;桑白皮、紫菀清肃肺气。①无咳嗽者,可去桑白皮、紫菀。②自汗较多者,加牡蛎、麻黄根固表敛汗。③若气阴两虚、潮热盗汗者,加鳖甲、地骨皮、秦艽清虚热。

2.脾气虚

诊断要点:纳差乏力,大便溏薄,面色萎黄,脉弱。

治疗原则:健脾益气。

处方用药:加味四君子汤。①若胃脘胀满、呕吐嗳气者,加陈皮、半夏和胃降逆。②食积停滞者,加神曲、麦芽、山楂、鸡内金消食健胃。③若气虚及阳者,加肉桂、炮姜。④中气下陷者,改用补中益气汤。

(1)若见心悸、气短、自汗、脉微、心气亏虚可用六君子汤(四君子加黄芪、山药)加五味子、玉竹、黄精益气养心。

(2)肾气亏虚可用六君子汤加杜仲、续断、菟丝子、山茱萸。

《伤寒论》经方选用:桂枝人参汤加减。

桂枝减至二两,干姜减至一两,炙甘草减至二两,白术三两,人参三两。

(二)血虚

1.心血虚

诊断要点:心悸征仲,健忘,失眠,多梦,面色不华。

治疗原则:养血安神。

处方用药:养心汤。方中以人参、黄芪、甘草益气以生血;当归、川芎、五味子、柏子仁、杏仁、远志养血安神;肉桂、半夏曲温中健脾。

2.肝血虚

诊断要点:头晕目眩,胁痛,肢体麻木,筋脉拘急,月经不调。

治疗原则:补血养肝。

处方用药:四物汤加味。四物汤养血调血,另加制首乌、枸杞子、鸡血藤以增强补血的作用。①胁痛加郁金、柴胡、香附理气通络。②肝血不足、目失所养,加楮实子、枸杞子、决明子。③心脾血虚,可用归脾汤益气补血。

（三）阴虚

1.肺阴虚

诊断要点:干咳,咽燥,咳血,甚或失音,潮热盗汗,面色潮红,舌红少津,脉细数。

治疗原则:养阴润肺。

处方用药:沙参麦冬汤。沙参 9g、麦冬 9g、玉竹 6g、桑叶 5g、生扁豆 5g、花粉 5g、生甘草 3g。①咳嗽甚者加百部、款冬花肃肺止咳。②咳血酌加白及、仙鹤草、鲜茅根凉血止血。③潮热加地骨皮、银柴胡、秦艽、鳖甲养阴清热。④盗汗加牡蛎、浮小麦固表敛汗。

2.心阴虚

诊断要点:心悸,失眠,烦躁,口舌生疮,面色潮红。

治疗原则:滋阴养心。

处方用药:天王补心丹。生地黄 120g、当归 60g、天冬 60g、麦冬 60g、柏子仁 60g、酸枣仁 60g、人参 15g、丹参 15g、玄参 15g、茯苓 15g、五味子 15g、远志 15g、桔梗 15g。①火旺舌生疮者,去当归、远志之辛温,加黄连、木通、淡竹叶。②若见潮热、盗汗,以肺阴虚论治。

《伤寒论》经方选用:桂枝加附子汤。

桂枝加附子汤方:桂子三两(去皮),芍药三两,炙甘草三两,生姜三两(切),大枣十二枚(擘),附子一枚(炮、去皮、八片)。

方解:桂枝加附子汤即桂枝汤加附子而成。用桂枝汤调和营卫,附子温肾阳,合用即健中温肾、共温心肾。

3.脾胃阴虚

诊断要点:口干唇燥,大便秘结,甚则干呕,呃逆,面色潮红,脉细数。

治疗原则:养阴和胃。

处方用药:益胃汤。方中以沙参、麦冬、生地、玉竹滋阴液。①口干唇燥甚者,加石斛、花粉滋养胃阴。②不思饮食者,加麦芽、扁豆、山药益胃健脾。③呃逆加刀豆、柿蒂、竹茹扶养胃气、降逆止呃。

4.肝阴虚

诊断要点:头痛,眩晕,耳鸣,目干畏光,视物不明,急躁易怒或肢体麻木,筋惕肉 瞤,面潮红,舌干红,脉弦细数。

治疗原则:滋养肝阴。

处方用药:补肝汤。方中以四物汤养血柔肝;配木瓜、甘草酸甘化阴,麦冬、枣仁滋阴养肝。①头痛、眩晕、耳鸣较重或筋惕肉瞤者,加石决明、菊花、钩藤、刺蒺藜平肝潜阳。②目干畏光,或视物不明者,加枸杞子、女贞子、草决明。③若肝火亢盛、急躁易怒、尿赤便秘、舌红脉数者,加龙胆草、黄芩、栀子清肝泻火。④肝阴虚而以胁痛为主要表现者,加川楝子、郁金理气疏肝,或改用一贯煎。

5.肾阴虚

诊断要点:腰酸,遗精,两足痿弱,眩晕耳鸣,甚则耳聋,口干,咽痛,颧红,舌红少津,脉沉细。

治疗原则:滋补肾阴。

处方用药:左归丸。熟地240g、山药120g、枸杞120g、山茱萸120g、菟丝子120g、鹿胶120g、川牛膝90g。①虚火较甚、潮热、口干、咽痛,加知母、黄柏、地骨皮。②精关不固、腰酸遗精者,加牡蛎、金樱子、芡实、莲须。③精血枯渴而见耳聋足痿者,加紫河车。

(四)阳虚

1.心阳虚

诊断要点:心悸,自汗,神倦,嗜卧,心胸憋闷疼痛,形寒肢冷,面色苍白。

治疗原则:益气温阳。

处方用药:拯阳理劳汤。以人参、黄芪、五味子、甘草补益心气,肉桂、生姜温通心阳,白术、陈皮、当归、大枣健脾养血。①血脉瘀滞而见心胸疼痛者,加郁金、川芎、丹参、三七。②形寒肢冷、脉迟者,酌加附子、巴戟、仙茅、仙灵脾、鹿茸。

《伤寒论》经方选用:桂枝加附子汤方。

2.脾阳虚

诊断要点:面色萎黄,食少,神倦乏力,少气懒言,大便溏泄,肠鸣腹痛。

治疗原则:温中健脾。

处方用药:附子理中丸。人参、白术、甘草益气健脾,干姜、附子温中祛寒。①腹中冷痛较甚,加高良姜、制香附或丁香、吴茱萸。②食后腹胀呕逆者,加砂仁、半夏、陈皮温中和胃降逆。③腹泻较剧,加肉豆蔻、补骨脂温脾涩肠。

3.肾阳虚

诊断要点:腰背酸痛,遗精阳痿,面色苍白,畏寒肢冷,下利清谷或五更泄泻。

治疗原则:温补肾阳,兼养精血。

处方用药:右归丸。右归丸系左归丸去川牛膝,加杜仲120g、肉桂60~120g、附子60~180g、当归90g而成。①遗精加金樱子、桑螵蛸、莲须或合金锁固精丸。②下利清谷去熟地、当归,加党参、白术、薏苡仁健脾止泻。③五更泄可合用四神丸,温脾暖肾。④阴虚水泛、浮肿、尿少者加茯苓、泽泻、白术、车前子利水。⑤喘促、短气、动则甚,为肾阳虚衰、不纳气,加补骨脂、五味子、蛤蚧补肾纳气。

《伤寒论》经方茯苓四逆汤、当归四逆汤对肾阳虚重症可辨证选用。

血　证

凡血液不循常道，或上溢于口鼻诸窍，或下泄于前后二阴，或渗出于肌肤所形成的疾患，统称为血证。

一、辨证论治

首先应辨清出血的部位及脏腑病位，其次应辨清证候的虚实，分清实热、阴虚和气虚的不同。

《景岳全书·血证》说："凡治血证，须知其要，而血动之由，惟火气耳。"故察火者但察其有火无火，察气者但察其气虚气实，知此四者而得其所以，则治血之法无余义矣。概而言之，对血证的治疗可归为治火、治气、治血这样三个原则。一曰治火，实火当清热泻火，虚火当滋阴降火；二曰治气，实证当清气降气，虚证当补气益气；三曰治血，凉血止血、收敛止血或活血止血，因血证之中，以热迫血行所致者最多，所以凉血止血药较多用。

（一）鼻衄

1.热邪犯肺

诊断要点：鼻燥衄血，口干咽燥，或兼干咳，舌红，脉数。

治疗原则：清泄肺热，凉血止血。

处方用药：泻白散或桑菊饮。

（1）泻白散：地骨皮 30g、桑白皮 30g、炙甘草 3g。

（2）桑菊饮：桑叶 8g、菊花 3g、薄荷 3g、杏仁 6g、桔梗 6g、连翘 5g、芦根 6g、生甘草 3g。君药：桑叶、菊花疏散风散、清宣肺热而止咳嗽。臣药：薄荷辛凉解表，杏仁肃降肺气，桔梗开宣肺气。佐药：连翘透邪解毒，芦根清热生津。使药：甘草调和诸药。①可加丹皮、茅根、旱莲草、侧柏叶凉血止血。②阴伤较甚，口、鼻、咽干燥明显者，加玄参、麦冬、生地。

《伤寒论》经方选用：栀子豉汤。

栀子豉汤方：栀子十四个(擘)，香豉四合(绵裹)。上二味，以水四升，先煮栀子，得二升半；内豉，煮取一升半，去渣，分为二服，温服。

2.胃热炽盛

诊断要点：鼻衄或兼齿衄，血色鲜红，口渴喜饮，鼻干，口干臭秽，烦躁，便秘，舌红苔黄。

治疗原则：清胃泻火，凉血止血。

处方用药：玉女煎。石膏 9~15g、熟地 9~30g、知母 5g、麦冬 6g、牛膝 5g。君药：石膏辛甘大寒，以清胃火之有余。臣药：熟地甘而微温滋肾水之不足。佐药：知母助石膏清胃热，又助熟地滋养肾阴。使药：牛膝引热下行兼补肝肾。①热势甚者，加山栀子、丹皮、黄芩清热泻火。②大便秘结加生大黄通腑泻热。③阴伤较甚、口渴、脉数，加花粉、石斛、玉竹养胃生津。

《伤寒论》经方选用：白虎汤。

知母六两，石膏一斤(碎)，炙甘草二两，粳米六合。上四味，以水一斗。煮米熟汤成，去渣，温服一升，日三服。

白虎汤由石膏、知母、炙甘草、粳米四药组成。方中石膏辛甘大寒，功善清热；知母苦寒而润，长于泻火滋燥；石膏、知母相伍以清阳明独盛之热而保胃津；炙甘草、粳米益气和中，一则气足津生，再则可免寒凉伤胃之弊，四药相合，共成辛寒清热之重剂，热得清泻，则无迫血妄行之忧。

3.肝火上炎

诊断要点：鼻衄，头痛，目眩，耳鸣，烦躁易怒，面红耳赤，脉弦数。

治疗原则：清肝泻火，凉血止血。

处方用药：龙胆泻肝汤。龙胆草 6g、黄芩 9g、栀子 9g、泽泻 12g、木通 9g、车前子 9g、生地 9g、当归 3g、柴胡 6g、甘草 6g。①可加白茅根、蒲黄、大蓟、小蓟、藕节炭等凉血止血。②若阴液亏耗去车前子、泽泻、当归,加玄参、麦冬、女贞子、旱莲草。

4.气血亏虚

诊断要点:鼻衄或兼齿衄,肌衄,神疲乏力,面色苍白,头晕,耳鸣,心悸,夜寐不宁,脉细无力 。

治疗原则:补气摄血。

处方用药:归脾汤加减。白术 30g、黄芪 30g、人参 15g、茯神 30g、酸枣仁 30g、远志 3g、龙眼肉 30g、炙甘草 8g、生木香 15g。为加强止血效果,可加仙鹤草、阿胶、茜草加强止血作用。

(二)齿衄

1.胃火炽盛

诊断要点:齿衄鲜红,齿龈红肿疼痛,头痛,口臭,脉洪数。

治疗原则:清胃泻火,凉血止血。

处方用药:加味清胃散合泻心汤加减。

(1)加味清胃散:黄连 3~5g、生地 12g、丹皮 9g、当归 6g、升麻 6g,加水牛角、连翘。

(2)泻心汤:大黄 6g、黄芩 9g、黄连 3g,可加白茅根、大蓟、藕节以凉血止血。

《伤寒论》经方选用:白虎汤。

2.阴虚火旺

诊断要点:齿衄,血色淡红,齿摇不坚,脉细数。

治疗原则:滋阴降火,凉血止血。

处方用药:滋水清肝饮合茜根散。

(1)滋水清肝饮:生地、山茱萸、茯苓、归身、丹皮、泽泻、山药、柴胡、白芍。以六味地黄滋阴,加白芍、柴胡清肝。

(2)茜根散:茜草根、黄芩、阿胶、侧柏叶、生地黄、甘草。

《伤寒论》经方选用:黄连阿胶汤。

黄连阿胶汤方:黄连四两,黄芩二两,芍药二两,阿胶三两,

鸡子黄二枚。上五味,以水六升,先煮三物,取二升,去渣;内阿胶烊化,小冷;内鸡子黄,搅令相得,温服七合,日三服。

黄连阿胶汤是滋阴降火的代表方。方中重用黄连、黄芩泻心火,正所谓"阳有余,以苦除之";芍药、阿胶、鸡子黄滋阴,亦即"阴不足以甘补之"。方中鸡子黄为血肉有情之品,宜生用,当在药液稍冷时加入。诸药合用,共奏滋阴降火之效,衄血自止。

(三)咳血

1.燥热伤肺

诊断要点:喉痒咳嗽,痰中带血,口干鼻燥,身热。

治疗原则:清热润肺,宁络止血。

处方用药:桑杏汤加减。桑叶 3g、杏仁 5g、沙参 6g、象贝 3g、香豉 3g、栀子皮 3g、梨皮 3g。①加白茅根、藕节炭、茜草、侧柏叶凉血止血。②兼有风热表证,可加双花、连翘、牛蒡子。③伤津甚者,加麦冬、玄参、天花粉养阴润燥。

2.肝火犯肺

诊断要点:咳嗽阵作,血红,胸胁胀痛,烦躁易怒,口苦,脉弦数。

治疗原则:清肝泻肺,凉血止血。

处方用药:泻白散合黛蛤散。

(1)桑白皮 30g、地骨皮 30g、炙甘草 3g。

(2)青黛、海蛤壳。①可酌加生地、旱莲草、茅根、大小蓟凉血止血。②肝火较甚、心烦易怒者,加丹皮、栀子、黄芩。③若咳血量较多,用犀角地黄汤加三七粉。

3.阴虚肺热

诊断要点:咳嗽痰少,痰中带血,血色鲜红,口干咽燥,颧红,潮热盗汗,舌红,脉细数。

治疗原则:滋阴润肺,宁络止血。

处方用药:百合固金丸加减。生地 6g、熟地 9g、麦冬 5g、百合

3g、贝母3g、玄参3g、当归3g、白芍3g、桔梗3g、甘草3g。君药:生地、熟地滋阴补肾,生地又能凉血止血。臣药:麦冬、百合、贝母润肺养阴,且能化痰止咳。佐药:玄参滋阴凉血清虚火,白芍、当归养血润燥。使药:甘草调和诸药,与桔梗合用更利咽喉。注意:桔梗性升提,于咳血不利,在此宜去除。①加白及、藕节炭、白茅根、茜草等加强止血之功或加十灰散。②反复咳血失血者,加阿胶、三七养血止血。③潮热、颧红者,加青蒿、鳖甲、地骨皮、白薇等清虚热。④盗汗加糯稻根、浮小麦、五味子、牡蛎等收敛固涩。

(四)吐血

吐血与咳血均经口而出,所以必须予以鉴别。①咳血:咳血之色鲜红,常有泡沫痰涎,咳血之前多有咳嗽,喉痒、胸闷等症状,或可见痰中带血。②吐血:吐血之色紫黯,常夹有食物残渣,吐血之前多有胃脘不适或胃痛、恶心等症状。吐血之后无痰中带血,但大便多呈黑色。

1.胃热壅盛

诊断要点:脘腹胀闷,甚则作痛,吐血紫黯,常夹食物残渣,口臭,便秘或大便色黑,苔黄腻,脉滑数。

治疗原则:清胃泻火,化瘀止血。

处方用药:泻心汤合十灰散加减。

(1)泻心汤:大黄6g、黄芩9g、黄连3g。

(2)十灰散:大蓟、小蓟、荷叶、侧柏叶、茅根、茜草根、山栀子、大黄、丹皮、棕榈皮各等分。胃气上逆而致恶心呕吐者,加代赭石、竹茹、旋覆花和胃降逆。

2.肝火犯胃

诊断要点:吐血色红或紫黯,口苦胁痛,心烦易怒,脉弦数。

治疗原则:泻肝清胃,凉血止血。

处方用药:龙胆泻肝汤加减。可加白茅根、藕节炭、旱莲草、茜草,或合用十灰散凉血止血。

3.气虚血溢

诊断要点:吐血缠绵不止,血色暗淡,神疲乏力,心悸气短,面色苍白,舌质淡,脉细弱。

治疗原则:健脾,益气,摄血。

处方用药:归脾汤加减。①可加仙鹤草、白及、乌贼骨、炮姜炭等温经固涩止血。②若气损及阳,脾胃虚寒,症见肢冷、畏寒、便溏者,改用柏叶汤(侧柏叶、干姜、艾叶、马通汁)合理中丸(人参、白术、干姜、炙甘草)。③若出血过多,气随血脱,症见面色苍白、四肢厥冷、汗出脉微者,应急服独参汤益气固脱。

(五)便血

便血色鲜红者,其来较近;便血色紫黯者,其来远。

1.肠道湿热

诊断要点:便血鲜红,大便不畅或溏,腹痛,苔黄腻,脉濡数。

治疗原则:清化湿热,凉血止血。

处方用药:地榆散或槐角丸加减。

(1)地榆散:地榆、茜草根、黄芩、黄连、栀子、茯苓。

(2)槐角丸:槐角、地榆、黄芩、当归、防风、炒枳壳。

《伤寒论》经方选用:黄芩汤加味。

黄芩三两,芍药二两,炙甘草二两,大枣十二枚(掰)。加大小蓟各三两。

2.脾胃虚寒

诊断要点:便血紫黯,甚则黑色,腹部隐痛,喜热饮,面色不华,神倦懒言,便溏,舌红,脉细。

治疗原则:健脾滋中,养血止血。

处方用药:黄土汤加减。灶心黄土30g、白术9g、附子9g、生地9g、阿胶9g、黄芩9g、甘草9g。君药:灶心黄土温中止血。臣药:白术、附子温脾阳而补中气。佐药:生地、阿胶滋阴养血并能止血,黄芩苦寒共同制约术、附过于温燥之性。使药:甘草调和诸药。①可选白及、乌贼骨收敛止血,三七、花蕊石活血止血。②阳虚较甚、畏寒肢冷者,加鹿角霜、炮姜、艾叶等温阳止血。

(六)尿血

1.下焦热盛

诊断要点:小便黄赤灼热,尿血鲜红,心烦口渴,面赤口疮,脉数。

治疗原则:清热泻火,凉血止血。

处方用药:小蓟饮子加减。生地 30g、小蓟 15g、藕节炭 9g、蒲黄 9g、木通 9g、淡竹叶 9g、当归 6g、栀子 9g、炙甘草 6g。

2.肾虚火旺

诊断要点:小便短赤带血,头晕耳鸣,颧红潮热,腰膝酸软。

治疗原则:滋阴降火,凉血止血。

处方用药:知柏地黄丸加减。可加旱莲草、大小蓟、藕节炭、蒲黄等凉血止血。

《伤寒论》经方选用:黄连阿胶汤。

3.脾不统血

诊断要点;久病尿血,面色不华,体倦乏力,气短声低,或兼齿衄,肌衄,舌淡,脉细弱。

治疗原则:补脾摄血。

处方用药:归脾汤。①可加熟地、阿胶、仙鹤草、槐花等养血止血。②气虚下陷而见少腹坠胀者,加升麻、柴胡。

4.肾气不固

诊断要点:久病尿血,色淡红,头晕耳鸣,腰背酸痛。

治疗原则:补肾益气,固摄止血。

处方用药:无比山药丸。山药、肉苁蓉、熟地、山茱萸、茯神、菟丝子、五味子、赤石脂、巴戟天、泽泻、杜仲、牛膝。①可加仙鹤草、蒲黄、槐花、紫珠草等止血;甚者加牡蛎、金樱子、补骨脂等。②腰背酸痛、畏寒神怯者,加鹿角片、狗脊。

（七）紫斑

血液溢出于肌肤之间，皮肤表现青紫斑点或斑块为紫斑。

1.血热妄行

诊断要点：皮肤出现青紫斑点或斑块，或伴有鼻衄、齿衄、便血、尿血或有发热，口渴，便秘，脉弦数。

治疗原则：清热解毒，凉血止血。

处方用药：犀角地黄汤，或十灰散代替。水牛角 20g、生地30g、芍药 12g、丹皮 9g。

2.阴虚火旺

诊断要点：皮肤青紫斑点或斑块时发时止，常伴鼻衄、齿衄，颧红，心烦，口渴，手足心热，潮热，盗汗，脉细数。

治疗原则：滋阴降火，宁络止血。

处方用药：茜根散。茜草根、黄芩、阿胶、侧柏叶、生地、甘草。阴虚较甚者加玄参、龟板、女贞子、旱莲草养阴清热。

《伤寒论》经方选用：黄连阿胶汤。

3.气不摄血

诊断要点：久病不愈，反复发生肌衄，神疲乏力，头晕目眩，面色苍白或萎黄，食欲不振，脉细弱。

治疗原则：补气摄血。

处方用药：归脾汤。①加仙鹤草、棕榈炭、地榆、蒲黄、茜草根、紫草。②若兼肾气不足而见腰膝酸软者，可加山茱萸、菟丝子、续断补益肾气。

二、临床速记

血证

鼻衄
- 热邪犯肺：桑菊饮或泻白散或栀子豉汤
- 胃热炽盛：玉女煎或白虎汤
- 肝火上炎：龙胆泻肝汤
- 气血亏虚：归脾汤

齿衄
- 胃火炽盛：清胃散合泻心汤或白虎汤
- 阴虚火旺：滋水清肝饮合茜根散或黄连阿胶汤

咳血
- 燥热伤肺：桑杏汤
- 肝火犯肺：泻白散合黛蛤散
- 阴虚肺热：百合固金丸

吐血
- 胃热壅盛：泻心汤合十灰散
- 肝火犯胃：龙胆泻肝汤加减
- 气虚血溢：归脾汤

便血
- 肠道湿热：地榆散或槐角丸或黄芩汤加味
- 脾胃虚寒：黄土汤

尿血
- 下焦热盛：小蓟饮子
- 肾虚火旺：知柏地黄丸或黄连阿胶汤
- 脾不统血：归脾丸
- 肾气不固：无比山药丸

紫斑
- 血热妄行：犀角地黄汤
- 阴虚火旺：茜根散或黄连阿胶汤
- 气不摄血：归脾汤

痰 饮

痰饮是指体内水液输布运化失常，停积于某些部位的一类病证。

一、鉴别诊断

见表 5-1。

表 5-1 痰饮的鉴别诊断

	从形质言	从病证言	从病理属性而言
饮	饮为稀涎	多停于体内局部	主要因寒积聚而成
痰	痰多厚浊	无处不到,变化多端	因热煎熬而成
水	水属清液	可泛滥体表、全身	水属阴类,分阳水、阴水
湿	湿性黏滞	同痰	湿为阴邪,但无定体

二、辨证论治

1.痰饮:停留肠胃者。

2.悬饮:水流胁下者。

3.溢饮:溢肢体者。

4.支饮:支撑胸肺者。

(一)痰饮

1.脾阳虚弱

诊断要点:胸胁支满,支撑胸胁,故胸满脘痞,胃中水音。脘腹喜温畏冷,背寒,呕吐清水痰涎,口渴不欲饮,心悸,气短,头昏目眩,食少,大便或溏,形体逐渐消瘦。

治疗原则:温脾化饮。

处方用药:苓桂术甘汤合小半夏加茯苓汤。

（1）苓桂术甘汤：茯苓 12g、桂枝 9g、白术 6g、甘草 6g。

（2）小半夏加茯苓汤：半夏、生姜、茯苓。

2.饮留胃肠

诊断要点：心下坚满或痛，自利，利后反快；或水走肠间，沥沥有声，腹满，便秘，口舌干燥。

治疗原则：攻下逐饮。

处方用药：甘遂半夏汤或己椒苈黄丸。

（1）甘遂半夏汤：甘遂、半夏、芍药、甘草。

（2）己椒苈黄丸：防己、椒目、葶苈子、大黄。

前方攻守兼施，因势利导，用于饮在胃。后方苦辛宣泄，前后分消，用于水饮在肠、饮郁化热症。

（二）悬饮

1.邪犯胸肺

诊断要点：寒热往来，身热起伏，发热不恶寒。有汗而热不解，咳嗽，少痰，气急，胸胁刺痛。转侧痛加重，心下痞硬，口干，干呕，口苦咽干。

治疗原则：和解宣利。

处方用药：柴枳半夏汤。柴胡、黄芩、半夏、瓜蒌仁、枳壳、桔梗、杏仁、青皮、甘草，用于初期寒热往来，胸胁闷痛等症。①咳逆气急、胁痛加白芥子、桑白皮。②心下痞硬、口苦、干呕加黄连。③热盛有汗、咳嗽气粗，去柴胡，合麻杏石甘汤。

2.饮停胸胁

诊断要点：呼吸困难加重，咳逆气喘息促不能平卧，病侧肋间胀满，甚则可见偏侧胸廓隆起。

治疗原则：逐水祛饮。

处方用药：十枣汤或控涎丹。

（1）十枣汤：芫花、甘遂、大戟各等分，以大枣 10 枚煎汤送下，0.5~1g/d。

（2）控涎丹：甘遂、大戟、白芥子 1~3g/d，食后临卧，温开水送下。

前方力峻，体实证实，积饮量多者用之；后方药力较缓，反应较轻，善祛皮里膜外之痰水。

3.阴虚内热

诊断要点：咳呛时作，口干咽燥或午后潮热，心烦手足心热，盗汗，形体消瘦。

治疗原则：滋阴清热。

处方用药：沙参麦冬汤、泻白散加减。

（1）沙参麦冬汤：沙参 9g、玉竹 6g、生甘草 3g、桑叶 4.5g、生扁豆 4.5g、花粉 4.5g、麦冬 9g。

（2）泻白散：地骨皮 30g、桑白皮 30g、炙甘草 3g。①潮热加鳖甲、功劳叶。②咳嗽配百部、川贝母。③胸胁闷痛酌加瓜蒌皮、枳壳、郁金、丝瓜络。④积液未尽加牡蛎、泽泻。⑤兼有气虚、神疲、气短、易汗、面白者，加太子参、黄芪、五味子。

4.络气不和

诊断要点：胸胁疼痛，胸闷不舒，呼吸不畅或闷咳，天阴时更为明显。

治疗原则：理气和络。

处方用药：香附旋覆花汤。生香附、旋覆花、苏子、薏苡仁、半夏、茯苓、橘皮。①痰气郁阻、胸闷苔腻加瓜蒌、枳壳。②久痛入络、痛势如刺，加当归须、赤芍、桃仁、红花。

（三）溢饮

诊断要点：身体疼痛而重，甚则肢体浮肿，恶寒无汗，或有喘咳，痰多白沫，胸闷，干呕，脉弦紧。

治疗原则：发表化饮。

处方用药：小青龙汤加减。麻黄 9g、芍药 9g、细辛 3g、干姜 3g、甘草 6g、桂枝 6g、半夏 9g、五味子 3g。君药：麻黄、桂枝发汗解表、除外寒而寒肺气。臣药：干姜、细辛为温肺化饮,兼助麻、桂解表。佐药：五味子敛气,芍药养血,半夏祛痰和胃散结。使药：炙甘草益气和中,又能调和诸药。①肢体浮肿明显、尿少,可配茯苓、猪苓、泽泻利水祛饮。②有发热、烦躁、苔白兼黄、表寒外束、内有郁热,加石膏。③寒象不著者,去干姜、细辛,改用大青龙汤。

（四）支饮

1.寒饮伏肺

诊断要点：咳逆喘满不得卧,痰吐白沫量多,受寒加重。

治疗原则：温肺化饮。

处方用药：小青龙加减。

2.脾肾阳虚

诊断要点：喘促动则为甚,气短,或咳而气怯,痰多,食少,胸闷,怯寒肢冷,神疲,吐涎沫而目眩。

治疗原则：温补脾肾,以化水饮。

处方用药：金匮肾气丸、苓桂术甘汤加减。

前方补肾,后方温脾,共同起到补脾肾化饮之功。食少痰多配半夏、陈皮。吐涎沫、头目眩晕,五苓散化气行水。

《伤寒论》经方选用：茯苓四逆汤。

茯苓四逆汤方：茯苓四两,人参一两,炙甘草二两,干姜一两半,附子一枚（生用、去皮、破八片）。

茯苓四逆汤由四逆汤加人参、茯苓而成。人参、茯苓健脾祛湿,附子、干姜温肾阳,五药共用,起到健脾补肾、温阳化饮之功。

三、临床速记

痰饮 {
- 痰饮 {
  - 脾阳虚弱：苓桂术甘汤合小半夏加茯苓汤
  - 饮留胃肠：甘遂半夏汤或己椒苈黄丸
- 悬饮 {
  - 邪犯胸肺：柴枳半夏汤
  - 饮停胸胁：十枣汤或控涎丹
  - 阴虚内热：沙参麦冬汤、泻白散加减
  - 络气不和：香附旋覆花汤
- 溢饮：小青龙汤
- 支饮 {
  - 寒饮伏肺：小青龙汤
  - 脾肾阳虚：金匮肾气丸合苓桂术甘汤或茯苓四逆汤
}

癌　　症

癌病种类较多，原因更是复杂多样，这里简单介绍一下脑瘤、肾癌、大肠癌、肝癌的治疗。

一、辨证论治

1.脑瘤

诊断要点：头痛，呕吐，视力下降，感觉障碍，运动障碍，人格障碍，多发于 20~40 岁。

治疗原则：泻火解毒熄风，补肝肾。

处方用药：黄连解毒汤合天麻钩藤饮。

（1）黄连解毒汤：黄连 7~9g、黄芩 6g、黄柏 6g、栀子 9g。

（2）天麻钩藤饮：天麻 9g、钩藤 12g、石决明 18g、栀子 9g、黄芩 9g、川牛膝 12g、杜仲 9g、益母草 9g、桑寄生 9g、夜交藤 9g、茯神 9g。

2.肺癌

诊断要点：咳嗽，咯血，胸痛，发热；肺癌多因气阻、瘀血、痰浊,多发于 40 岁以上。

治疗原则:益气养阴,清热解毒。

处方用药:沙参麦冬汤合五味消毒饮。

(1)沙参麦冬汤:沙参 9g、玉竹 6g、生甘草 3g、桑叶 5g、扁豆 5g、花粉 5g、麦冬 9g。

(2)五味消毒饮:银花 20g、菊花 15g、蒲公英 15g、紫花地丁 15g、紫背天葵子 15g。

3.肝癌

诊断要点:右胁疼痛,痛如针刺,入夜更甚,右胁下结块较大,质硬拒按,面色萎黄而黯,倦怠乏力,腹胀。食欲不振,大便溏泻不调,舌质紫黯,脉弦涩。

治疗原则:行气活血,化瘀消积。

处方用药:复元活血汤。酒大黄 30g、柴胡 15g、当归 9g、桃仁 9g、红花 6g、瓜蒌根 9g、甘草 6g。君药:大黄荡涤留瘀败血,柴胡疏肝理气共攻胁下瘀滞。臣药:当归、桃仁、红花活血祛瘀。佐药:瓜蒌消瘀散结、清热润燥。使药:甘草缓急止痛,调和诸药。

4.肾癌

诊断要点:血尿,尿频,腰痛,腰部肿块,纳差呕吐,消瘦乏力,多发于 40~60 岁男性。

治疗原则:补益肝肾,清热活血。

处方用药:大补元煎加味。人参、炒山药、熟地黄、杜仲、枸杞子、当归、山茱萸、炙甘草加连翘、白茅根、白花蛇舌草、泽兰。

5.大肠癌

诊断要点:腹有肿块并阵痛,大便变形,便中带血,间有黏液、脓血便,里急后重,肛门灼热,恶心,胸闷,口干舌红,苔黄腻,脉滑数。

治疗原则:清热利湿,化瘀解毒。

处方用药:槐角丸。槐角 50g、防风 25g、地榆 25g、当归 25g、黄芩 25g、枳壳 25g。①腹痛较甚者加香附、郁金。②大便脓血、黏液，加用白头翁、败酱草、马齿苋。

总之，癌症的病因有六淫邪毒、七情抑郁、饮食失调、宿有旧疾、久病伤正、年老体衰。做到早期发现、早期诊断、早期治疗非常重要，临床辨证辨脏腑部位、辨病邪的性质、辨标本虚实、辨脏腑阴阳、辨病的阶段。癌病的治疗根本原则是扶正祛邪、攻补兼施。

二、临床速记

癌证 {
脑瘤：黄连解毒汤合天麻钩藤饮
肺癌：沙参麦冬汤合五味消毒饮
肝癌：活血复元汤
肾癌：大补元煎加味
大肠癌：槐角丸

自汗、盗汗

汗证是由于阴阳失调、腠理不固，而致汗液外泄失常。寐中汗出，醒来自止者，称为盗汗；白天出汗者为自汗；脱汗表现为大汗淋漓，汗出如珠，常同时出现声低息微、精神疲惫、四肢厥冷、脉微欲绝或散大无力，多在疾病危重时出现，为病势危急的征象，故脱汗又称为绝汗。

一、辨证论治

辨证要点应着重辨阴阳虚实，一般来说，汗证以虚者多，自汗多属气虚不固；盗汗多属阴虚内热。但因肝火、湿热等邪热郁蒸所致者，则属实证。病程久者或病重者全出现阴阳虚实错杂的情况，自汗久则可以伤阴，盗汗久则可以伤阳，出现气阴两虚或阴阳两虚证。

1.肺卫不固

诊断要点:汗出恶风,动则尤甚,易感冒,体倦乏力,面白少华,苔薄白,脉细弱。

治疗原则:益气固表。

处方用药:玉屏风散。白术 60g、防风 30g、黄芪 30g。君药:黄芪益气固表。臣药:白术健脾益气助黄芪之功。佐药:防风走表祛风并御风邪。①汗出多者,可加浮小麦、糯稻根、牡蛎固表敛汗。②气虚甚者加党参、黄精益气固摄。③兼阴虚者加麦冬、五味子养阴敛汗。

2.营卫不和

诊断要点:汗出恶风,周身酸楚,时寒时热或表现半身、某局部出汗,脉缓,苔薄白。

治疗原则:调和营卫。

处方用药:桂枝汤。桂枝 9g、芍药 9g、炙甘草 6g、生姜 9g、大枣 12 枚。①汗出多者,酌加龙骨、牡蛎固涩敛汗。②兼气虚者,加黄芪益气固表。③兼阳虚者,加附子温阳敛汗。④如半身或局部出汗者,可配合甘麦大枣汤。

3.阴虚火旺

诊断要点:夜寐盗汗,五心烦热,面颧色红,舌红少津,脉细数。

处方用药:滋阴降火。

处方用药:当归六黄汤。当归、生地、熟地、黄芩、黄柏、黄连各等分,黄芪加倍。①汗出多者,加牡蛎、浮小麦、糯稻根。②潮热甚者,加秦艽、银柴胡、白薇清退虚热。③阴虚火不旺者,改用麦味地黄丸。

4.湿热郁蒸

诊断要点:蒸蒸汗出,面赤烘热,烦躁,口苦,小便色黄,舌苔黄,脉弦数。

治疗原则:清肝泻热,化湿和营。

处方用药:龙胆泻肝汤。龙胆草 6g、黄芩 9g、栀子 9g、泽泻 12g、木通 9g、车前子 9g、当归 3g、生地 9g、柴胡 6g、生甘草 6g。

5.阳虚漏汗

诊断要点:多汗,汗漏不止,恶风,小便难,四肢微急,难以屈伸者。

治疗原则:扶阳固表。

处方用药:**《伤寒论》桂枝加附子汤。**

桂枝减至二两(去皮),芍药三两,炙甘草三两,生姜减至二两(切),大枣十二枚(掰),白附子一枚(炮、去皮、破八片)。

桂枝加附子汤即桂枝汤加附子而成。用桂枝汤调和营卫,附子温经复阳、扶阳固表。本方是变发汗解表之剂,为扶阳固表之方,一是防亡阳于未然,二者寓回阳救逆之意。

二、临床速记

自汗、盗汗 {
肺卫不固:玉屏风散
营卫不和:桂枝汤
阴虚火旺:当归六黄汤
湿热郁蒸:龙胆泻肝汤
阳虚漏汗:桂枝加附子汤
}

内 伤 发 热

内伤发热是指以内伤为病因,脏腑功能失调、气血水湿郁遏或阴阳亏虚导致的发热。

一、鉴别诊断

1.内伤发热:一般起病缓慢,病程较长,或有反复发热的病史。临床多表现为低热,但有时也可以是高热,或有自觉发热或五心烦热,而体温不高。一般发热而不恶寒,或虽感怯冷但得衣被则冷感即减轻或消失。发热持续或时作时热,或作有定时,发热的同时多伴有头晕、神疲、自汗盗汗、脉弱无力等。

2.外感发热:因感受外邪而起,起病较急,病程较短,发热初期大多伴有恶寒,其寒得衣被而不减。发热的热度大多较高,发热的类型随病种的不同而有所差异,外感发热由感受外邪、正邪相争所致,属实证者居多。

二、辨证论治

(一)实证

1.湿郁发热

诊断要点:低热,午后热甚,胸闷脘痞,全身重着,不思饮食,渴不欲饮,呕恶,大便稀溏或黏滞不爽,舌苔白腻,脉濡数。

治疗原则:宣畅气机,清利湿热。

处方用药:三仁汤。生薏苡仁 18g、滑石 18g、杏仁 15g、白蔻仁 6g、白通草 6g、半夏 10g、厚朴 6g、竹叶 6g 。

《伤寒论》经方选用:栀子豉汤合猪苓汤加减。

栀子十四个(擘),香豉四合,猪苓一两,茯苓二两,泽泻一两,滑石二两。去阿胶。

方解:茯苓加至二两意在健脾利湿,滑石加至二两合猪苓意在加强利湿,栀子、香豉清热,去阿胶防止留湿。全方合用,清热利湿。

2.血瘀发热

诊断要点:午后或夜晚发热,或局部发热,口干不欲饮,肌肤甲错。

治疗原则:活血化瘀。

处方用药:血府逐瘀汤。桃仁、红花、赤芍、牛膝活血化瘀;当归、川芎、生地养血活血;柴胡、枳壳、桔梗理气行气,甘草调和诸药。热甚者加白薇、丹皮清热凉血。

《伤寒论》经方选用:桃核承气汤。

桃仁五十个(去皮尖),大黄四两,桂枝二两(去皮),炙甘草二两,芒硝减至一两。上五味,以水七升,煮取二升半;内芒硝,更上火微沸下火,日三服。

桃核承气汤由桃仁、桂枝、大黄、芒硝、炙甘草五药组成。方中桃仁活血化瘀为主药;桂枝温经通脉,辛散血瘀,助桃仁活血;大黄苦寒清泄热邪,祛瘀生新;芒硝咸寒,软坚散结;炙甘草调和诸药。诸药合用,活血清热。

3.气郁发热

诊断要点:多为低热或潮热,随情绪波动而波动。

治疗原则:疏肝理气,解郁泻热。

处方用药:丹栀逍遥散。丹皮、栀子清肝泻热;柴胡、薄荷疏肝解热;当归、白芍养血柔肝;白术、茯苓、甘草培补脾土。热象较甚、便秘者去白术,加黄芩、龙胆草清肝泻火。胸胁疼痛者,加郁金、川楝子理气止痛。

既有肝经郁热又有肝肾阴虚者,改用滋水清肝饮。

（二）虚证

1.阳虚发热

诊断要点:低热,形容寒冷,四肢不温,倦怠乏力,腰膝酸软,面色白,舌淡胖,脉弱。

治疗原则:温补阳气,引火归元。

处方用药:金匮肾气丸。

2.气虚发热

诊断要点:常在劳累后易发热,伴有头晕乏力,气短懒言,食少纳呆,大便溏薄,舌淡苔白,脉弱。

治疗原则:甘温除热。

处方用药:补中益气汤。以黄芪、党参、白术、甘草益气健脾;当归活血养血;陈皮理气和胃;升麻、柴胡疏能升举清阳,又能透泄邪热。①自汗多加牡蛎、浮小麦。②汗出恶风加桂枝、芍药。③

胸闷脘痞、苔腻加苍术、厚朴、藿香。

3.血虚发热

诊断要点：低热，头晕眼花，心悸不宁，面白少华，唇甲淡白。

治疗原则：益气养血。

处方用药：归脾汤。黄芪、党参、茯苓、白术、甘草益气健脾；当归、龙眼肉补血养血；酸枣仁、远志养心安神；木香健脾理气。也可用当归补血汤为基础方加减。

4.阴虚发热

诊断要点：午后潮热及夜见发热，不欲近衣，手足心热，烦躁少寐多梦，盗汗，口干咽燥，舌质红有裂纹，脉细数。

治疗原则：滋阴清热。

处方用药：清骨散。银柴胡 5g、胡黄连 3g、秦艽 3g、炙鳖甲 3g、地骨皮 3g、青蒿 3g、知母 3g、甘草 2g。

银柴胡善清虚劳骨蒸之热，而无苦泄之弊，是为主药；胡黄连、知母、地骨皮入阴退虚热为臣药；青蒿、秦艽善透伏热，鳖甲滋阴潜阳；甘草调和诸药。①盗汗较甚者可去青蒿，加牡蛎、浮小麦、糯稻根。②少寐加酸枣仁、柏子仁、夜交藤养心安神。③阴虚较甚者加玄参、生地、制首乌滋养阴精。④兼有气虚而见头晕气短、乏力者加北沙参、麦冬、五味子益气养阴。

《伤寒论》经方选用：黄连阿胶汤。

黄连四两，黄芩二两，芍药二两，阿胶三两，鸡子黄两枚。上五味，以水六升，先煮三物，取二升，去渣；内阿胶烊化，小冷；内鸡子黄，搅令相得，温服七合，日三服。

黄连阿胶汤是滋阴降火的代表方，方中重用黄连、黄芩泻心火，正所谓"阳有余，以苦除之"；芍药、阿胶、鸡子黄滋阴，亦即"阴不足，以甘补之"。方中鸡子黄为血肉有情之品，宜生用，当在药液稍冷时加入。诸药合用，滋阴清热。

三、临床速记

内伤发热
{
　实证
{
湿郁发热:三仁汤或栀子豉汤合猪苓汤

血郁发热:血府逐瘀汤或桃核承气汤

气郁发热:丹栀逍遥散
}

　虚证
{
气虚发热:补中益气汤

阳虚发热:金匮肾气丸

阴虚发热:清骨散或知柏地黄丸或黄连
阿胶汤

血虚发热:归脾汤或当归补血汤
}
}

四、补充说明

1.秦艽鳖甲散滋阴清热为主,兼以祛风和解。鳖甲 30g、地骨皮 30g、柴胡 30g、秦艽 15g、知母 15g、当归 15g。主治风劳病、骨蒸潮热、肌肉消瘦、唇红颊赤、午后潮热、咳嗽困倦,可选加白芍治痛。

2.自身免疫性发热、疼痛。青蒿 15g、威灵仙 10g、独活 10g、制首乌 15g、秦艽 15g、汉防己 10g、白芍 15g、当归 10g、生黄芪 20g、生蒲黄 10g、玫瑰花 9g、炙甘草 5g。

风湿疹、荨麻疹

1.偏风寒证

葛根汤主之。

葛根四两,麻黄三两(去节),桂枝二两(去皮),生姜三两(切),炙甘草二两,芍药二两,大枣十二枚(擘)。上七味,以水一斗,先煮麻黄、葛根,减二升,去上沫;内诸药,煮取二升,去渣,温服一升。

2.偏湿热证

麻黄连翘赤小豆汤主之。

麻黄二两(去节),连翘二两,生姜二两(切),杏仁四十个(去皮尖),赤小豆一斤,桑白皮一升(切),炙甘草二两,大枣十二枚(擘)。上八味,以水一斗,先煮沸麻黄,去上沫;内煮药,煮取三升,去渣,分温三服。

痤疮、带状疱疹

1.外寒里热
大青龙汤主之。

麻黄六两(去节),桂枝二两(去皮),炙甘草二两,杏仁四两(去皮尖),生姜三两(切),大枣十二枚(擘),石膏如鸡子大(碎)。上七味,以水九升,先煮麻黄,减二升,去上沫;内诸药,煮取三升,去渣,温服一升。

2.肝胃不和、气火交郁
大柴胡汤主之。

柴胡半升,黄芩三两,芍药三两,半夏半升(洗),生姜五两,枳实四枚(炙),大枣十二枚(擘),大黄二两。上八味,以水一斗二升,煮取六升,去渣,再煎煮,温服一升,日三服。

银 屑 病

1.诊断要点:皮肤起屑,瘙痒,口渴,脉数,舌红苔黄。

2.治疗原则:清热润燥。

3.处方用药:白虎加人参汤。

白虎加人参汤方:知母六两,石膏一斤(碎),炙干草二两,人参二两,粳米六合。上五味,以水一斗,煮米熟汤成,去渣,温服一升,日三服。

注:此方立夏后立秋前乃可服,立秋后石膏减量使用。

附　　录

附录一　六纲脉比较表

脉纲	脉名	脉象	主病
浮脉类	浮	举之有余,按之不足	表证,亦主虚证
	洪	浮而细软,搏动力弱,不任重按,按之则无	虚证,又主湿证
	散	浮散无根,稍按则无	元气离散,脏腑之气将绝
	芤	浮大中空,如按葱管	失血,伤阴
	革	浮而弦硬,中空外坚,如按鼓皮	精血亏虚
沉脉类	沉	举之不足,按之有余	里证
	伏	脉位深沉,推筋按骨始得,甚则伏而不见	邪闭,厥证,痛极,里证
	牢	脉形沉而实大弦长,轻取中取均不应,沉取始得,坚着不移	阴寒内实,疝气癥瘕
	弱	极软而沉细	气血不足
迟脉类	迟	脉来迟慢,一息不足四至	寒证
	缓	一息四至,脉来缓怠。其脉率稍慢于正常脉而快于迟脉	湿证,脾胃虚弱,亦主热
	涩	脉细而缓,往来艰涩不畅,如轻刀刮竹	气滞血瘀,精伤血少,夹食,夹痰
	结	脉来缓而时一止,止无定数	阴盛气结,寒痰血瘀,亦主气血虚衰

续表

脉纲	脉名	脉象	主病
数脉类	数	脉来急促,一息五六至	热证,亦主虚证
	促	脉来数而时一止,止无定数	阳盛实热,气血痰饮宿食停滞,亦主脏气虚弱,阴血衰少
	疾	脉来急疾,一息七八至	阳极阴竭、元气将脱。亦主热盛阴极
	动	脉形如豆,厥厥动摇,滑数有力	痛,惊
虚脉类	虚	三部脉举之无力,按之空虚	虚证,气血两虚及脏腑诸虚
	微	极细极软,按之欲绝,若有若无	气血大虚,阳气衰微
	细	脉细如线,但应指明显	气血两虚,诸虚劳损,主湿
	代	脉来中止,止有定数,良久方来	脏气衰微,亦主风证痛证,七情惊恐,跌打损伤
	短	首尾俱短,不及三部	有力为气郁,无力为气损
实脉类	实	三部脉举按均有力	实证
	滑	往来流利,如珠走盘,应指圆滑	痰饮,食滞,实热
	紧	脉来紧张,状如牵绳转索	寒,痛,宿食
	长	脉形长,首尾端直,超过本位	肝阳有余,阳盛内热
	弦	端直而长,如按琴弦	肝胆病,诸痛,痰饮,疟疾,亦主虚劳

附录二　方　剂　歌　诀

辛　温　解　表

1.麻黄汤

麻黄汤中用桂枝,杏仁甘草四般施;

发热恶寒头项痛,喘而无汗服之宜。

附　三拗汤

三拗汤用麻杏草,宣肺平喘效不低。

附　华盖散

华盖麻杏紫苏子,茯苓陈草桑白皮;

风寒束肺痰不爽,急宜煎服莫迟疑。

附　麻黄加术汤

麻黄汤中加白术,湿困身疼总能医。

附　麻杏苡甘汤

还有麻杏苡甘剂,风湿发热亦可祛。

附　大青龙汤

大青龙用桂麻黄,杏草石膏姜枣藏。

太阳无汗兼烦躁,解表清热此为良。

2.桂枝汤

桂枝汤治太阳风,芍药甘草姜枣同。

解肌发表调营卫,表虚自汗正宜用。

附　桂枝加葛根汤

加入葛根治项强,又兼汗出与恶风。

附　桂枝加厚朴杏子汤

桂枝汤加厚朴杏,降逆平喘有殊功。

3.九味羌活汤

九味羌活用防风,细辛苍芷与川芎;
黄芩生地加甘草,发汗祛风力量雄。

附 大羌活汤

九味羌活去白芷,再加独活防己知;
还把黄连白术入,大羌活汤散热湿。

4.加味香苏散

加味香苏陈草风,荆芃姜蔓与川芎;
恶风身热头项痛,胸脘满闷服之松。

附 香苏散

香苏散内草陈皮,外感风寒气滞宜;
寒热头痛胸脘闷,解表又能疏气机。

5.小青龙汤

小青龙汤桂芍麻,干姜辛夏草味加;
外束风寒内停饮,散寒蠲饮效堪夸。

附 小青龙加石膏汤

小青龙把石膏配,咳喘而烦效更佳。

附 射干麻黄汤

射干麻黄亦治水,不在发表在宣肺;
姜枣细辛款冬花,紫菀半夏加五味。

辛 凉 解 表

1.桑菊饮

桑菊饮中桔杏翘,芦根甘草薄荷饶;
清疏肺卫轻宣剂,风温咳嗽服之消。

2.银翘散

银翘散主上焦疴,竹叶荆蒡豉薄荷;
甘桔芦根凉解法,发热咽痛服之瘥。

附　银翘汤

鞠通更有银翘汤,竹草麦冬生地黄;
阳明温病寒下后,脉浮无汗服之康。

3.麻杏甘石汤

麻杏甘草石膏汤,四药组合有专长;
肺热壅盛气喘急,辛凉疏泄此法良。

附　越婢汤

越婢汤中有石膏,麻黄生姜加枣草;
风水恶风一身肿,水道通调肿自消。

4.升麻葛根汤

阎氏升麻葛根汤,芍药甘草合成方;
麻疹初期出不透,解肌透疹此方良。

附　宣毒发表汤

宣毒发表升葛翘,杏桔荆防枳薄草;
前胡木通牛蒡竹,催疹现点此方饶。

5.竹叶柳蒡汤

竹叶柳蒡葛根知,蝉衣荆芥薄荷施;
石膏粳米参甘麦,疹急投莫延迟。

6.柴葛解肌汤

陶氏柴葛解肌汤,邪在三阳热势张;
芩芍桔草姜枣芷,羌膏解表清热良。

附　柴葛解肌汤

程氏也有同名方,柴葛草芍芩地黄;
丹皮二母一并入,发热口渴宜煎尝。

7.葱豉桔梗汤

葱豉桔梗薄荷翘,山栀竹叶加甘草;
热邪束肺嗽咽痛,风温初起此方疗。

附　葱豉汤

葱豉汤是肘后方,解表发汗又通阳;

恶寒发热头闷痛,服后邪散津不伤。

附　活人葱豉汤

类证活人葱豉汤,更加葛根与麻黄;

恶寒腰背头项痛,得汗表解保安康。

扶 正 解 表

1.败毒散

人参败毒草苓芎,羌独柴前枳桔同;

生姜薄荷煎汤服,祛寒除湿功效宏。

附　荆防败毒散

若须消散疮毒肿,去参加入荆防风。

附　仓廪散

原方配入陈仓米,噤口痢疾此为宗。

附　参苏饮

参苏饮内陈皮草,枳壳前胡半夏从;

葛根木香桔梗茯,气虚感寒最宜用。

2.再造散

再造散用参附芪,桂甘羌防芎芍齐;

再加细辛姜枣煮,阳虚寒闭最相宜。

附　麻黄附子细辛汤

麻黄附子细辛汤,温经解表法优良;

少阴脉沉反发热,寒邪外解不伤阳。

附　麻附甘草汤

前方去辛加炙草,无汗微热宜煎尝。

3.葱白七味饮

葱白七味外台方,新豉葛根与生姜;

麦冬生地千扬水,血虚外感最相当。

4.加减葳蕤汤

加减葳蕤用白薇，豆豉生葱桔梗随；
草枣薄荷共八味，滋阴发汗此方魁。

附　千金葳蕤汤

千金葳蕤麻杏膏，芎独白薇木香草；
外感热伤津不足，生津清热又解表。

泻　下　剂

1.大承气汤

大承气汤用硝黄，配以枳朴泻力强；
阳明腑实真阴灼，急下存阴第一方。

附　小承气汤

去硝名曰小承气，便硬痞满泻热良。

附　调胃承气汤

调胃承气硝黄草，便秘口渴急煎尝。

附　复方大承气汤

更有复方大承气，大承气加桃芍菔；
能泻腑实消胀满，可治急性肠梗阻。

2.大陷胸汤

大陷胸汤用硝黄，甘遂为末共成方；
专治热实结胸证，泻热逐水效非常。

附　大陷胸丸

再把葶苈杏仁入，和丸更治项背强。

温　下　剂

1.大黄附子汤

大黄附子细辛汤，胁下寒凝疝痛方；

冷积内结成实证,温下寒实可复康。

2.温脾汤

温脾附子与干姜,甘草人参及大黄;
寒热并进补兼泻,温通寒积振脾阳。

3.三物备急丸

三物备急巴豆研,干姜大黄不需煎;
猝然腹痛因寒积,速投此方急救先。

附　三物白散

三物白散桔梗贝,再把巴豆一齐配;
寒实结胸痰涎壅,祛痰泻积功力倍。

润　下　剂

1.麻子仁丸

麻子仁丸治脾约,枳朴大黄麻杏芍;
土燥津枯便难解,肠润热泻诸症却。

附　润肠丸

润肠丸用归羌活,大黄桃麻两仁合;
劳倦纳呆便秘涩,蜜丸嚼服功效确。

附　五仁丸

五仁柏子加松米,桃杏两仁陈郁李;
血虚津枯肠中燥,理气润肠通便秘。

2.济川煎

济川归膝肉苁蓉,泽泻升麻枳壳从;
阴虚血弱肠中燥,滋阴养血便自通。

逐　水　剂

1.十枣汤
十枣逐水效力佳,大戟甘遂与芫花。
附　控涎丹
控涎丹用遂戟芥,攻涤痰涎力不差。
2.舟车丸
舟车牵牛及大黄,遂戟芫花槟木香;
青皮橘皮轻粉入,泻水消胀力量强。
3.疏凿饮子
疏凿饮子泻水方,木通泽泻与槟榔;
羌艽苓腹椒商陆,赤豆姜皮退肿良。

攻　补　兼　施　剂

1.新加黄龙汤
新加黄龙草硝黄,参归麦地玄海姜,
滋阴养液补气血,正虚便秘此方良。
附　黄龙汤
黄龙汤枳朴硝黄,参归桔枣共生姜;
阳明腑实气血弱,通便不碍气血伤。
2.增液承气汤
增液承气玄地冬,更加硝黄力量雄;
温病阴亏实热结,养阴泻热肠道通。
附　承气养营汤
承气养营归芍知,生地大黄与朴枳;
数下阴伤热结在,正是此方效显时。

和　解　剂

和解少阳
1.小柴胡汤
小柴胡汤和解功,半夏人参甘草从;
更加黄芩生姜枣,少阳为病此方宗。
附　柴胡枳桔汤
柴胡枳桔陈皮茶,黄芩生姜与半夏;
邪郁腠理胸满痛,辛开苦泄此方佳。
2.蒿芩清胆汤
蒿芩清胆枳竹茹,陈夏茯苓加碧玉;
热重寒轻痰夹湿,胸痞呕恶总能除。
3.柴胡达原饮
柴胡达原槟朴果,更加芩草枳壳和;
青皮桔梗荷叶柄,豁痰宽胸截疟疴。
附　达原饮
达原饮用朴槟芩,白芍甘知草果并;
邪伏膜原寒热作,透邪逐秽此方行。
附　清脾炊
清脾饮用柴夏芩,草果青皮术甘苓;
厚朴生姜同煎煮,热多寒少温疟平。
调和肝脾
1.四逆散
四逆散里用柴胡,芍药枳实甘草须;
此是阳郁成厥逆,疏和抑郁厥自除。
附　柴胡疏肝散
四逆散中加芎香,枳实易壳行气良;
方名柴胡疏肝散,气闷胁痛皆可畅。

2.逍遥散

逍遥散用当归芍,柴苓术草加姜薄。

附　丹栀逍遥散

更有丹栀逍遥散,调经解郁清热良。

附　黑逍遥散

黑逍遥散有生地,血虚痛经功效卓。

3.痛泻要方

痛泻要方用陈皮,术芍防风共成剂;
肠鸣泄泻腹又痛,治在泻肝与实脾。

调和肠胃

半夏泻心汤

半夏泻心配连芩,干姜枣草人参行;
辛苦甘温消虚痞,治在调阳与和阴。

附　生姜泻心汤

干姜减量生姜配,水热互结消痞灵。

附　甘草泻心汤

半夏泻心加重草,主治气痞腹中鸣。

附　黄连汤

黄连汤治上焦热,中寒腹痛欲呕哕;
半夏泻心加桂枝,减去黄芩散寒邪。

清　热　剂

清气分热

1.白虎汤

白虎汤清气分热,石膏知母草米协。

附　白虎加人参汤

热渴汗出兼气虚,白虎加参最相宜。

附　白虎加桂枝汤

身热欲呕骨节痛,加入桂枝舒经脉。

附　白虎加苍术汤

湿温身重汗出多,方加苍术湿热灭。

2.竹叶石膏汤

竹叶石膏汤人参,麦冬半夏甘草承;
再加粳米同煎服,清热益气津自生。

清营凉血

1.清营汤

清营汤治热传营,身热燥渴眠不宁;
犀地银翘玄连竹,丹麦清热更护阴。

附　清宫汤

减去丹参银连地,清宫更加莲子心。

2.犀角地黄汤

犀角地黄芍药丹,血升胃热火邪干;
斑黄阳毒皆可治,热入营血服之安。

清热解毒

1.黄连解毒汤

黄连解毒柏栀芩,三焦火盛是主因;
烦托火热兼谵妄,吐衄发斑皆可平。

附　泻心汤

泻心大黄与连芩,主治黄疸血妄行。

2.凉膈散

凉膈硝黄栀子翘,黄芩甘草薄荷饶;
再加竹叶调蜂蜜,中焦燥实服之消。

3.普济消毒饮

普济消毒蒡芩连,甘桔蓝根勃翘玄;
升柴陈薄僵蚕入,大头瘟毒服之痊。

气血两清

1.清瘟败毒饮

清瘟败毒地连芩,丹膏栀草竹叶并;
犀角玄翘知芍桔,清热解毒亦滋阴。

附　化斑汤

化斑玄犀和白虎,凉血解毒燔热清。

附　神犀丹

神犀丹中犀玄参,芩蒲地银板蓝根;
翘豉金汁天花粉,紫草合治热毒深。

清脏腑热

1.导赤散

导赤生地与木通,草梢竹叶四味同;
口糜淋痛小肠火,引热渗入小便中。

附　清心莲子饮

清心莲子参芪苓,地骨车前甘草芩;
益气生津清心火,主治淋浊与遗精。

2.龙胆泻肝汤

龙胆泻肝栀芩柴,生地车前泽泻偕;
木通甘草当归合,肝经湿热力能排。

附　泻青丸

泻青丸用龙脑栀,泻火下行大黄施;
羌防升散芎归养,泻火养肝不宜迟。

附　当归龙荟丸

当归龙荟用四黄,栀子木香与麝香;
和蜜为丸加青黛,肝胆实火悉能攘。

3.左金丸

左金黄连与吴萸,胁痛吞酸悉能医。

附　戊己丸

再加芍药名戊己,专治泄痢痛在脐。

附　香连丸

香连相合治热痢,症现腹痛又里急。

4.泻白散

泻白甘草地骨皮,桑皮再加粳米宜;

泻肺清热平咳喘,又可和中与健脾。

附　葶苈大枣泻肺汤

葶苈大枣亦泻肺,行水祛痰喘自息。

5.清胃散

清胃散中当归连,生地丹皮升麻全;

或加石膏泻胃火,能消牙痛与牙宣。

6.泻黄散

泻黄甘草与防风,石膏栀子藿香充;

炒香蜜酒调和服,胃热口疮并见功。

7.玉女煎

玉女煎用热地黄,膏知牛膝麦冬襄;

肾虚胃火相为病,牙痛齿衄宜煎尝。

8.芍药汤

芍药汤内用槟黄,芩连归桂甘草香;

重在调气兼行血,里急便脓自然康。

附　黄芩汤

黄芩汤用芍枣草,清热和中止痢方。

9.白头翁汤

白头翁汤治热痢,黄连黄柏秦皮备。

附　白头翁加甘草阿胶汤

上方加草与阿胶,产后虚痢称良剂。

清虚热

1.青蒿鳖甲汤

青蒿鳖甲知地丹,热自阴来仔细看;

夜热早凉无汗出,养阴透热服之安。

2.秦艽鳖甲散

秦艽鳖甲治风劳,地骨柴胡及青蒿;
当归知母乌梅合,止嗽除蒸敛汗超。

3.清骨散

清骨散主银柴胡,胡连秦艽鳖甲辅;
地骨青蒿知母草,骨蒸劳热一并除。

4.当归六黄汤

火炎汗出六黄汤,归柏芩连二地黄;
倍用黄芪为固表,滋阴清热敛汗强。

祛暑清热

清络饮

清络饮用荷叶边,竹丝银扁翠衣添;
鲜用清凉轻清剂,暑伤肺络服之痊。

祛暑解表

新加香薷饮

新加香薷朴银翘,扁豆鲜花一齐熬;
暑温口渴汗不出,清热化湿又解表。

附　香薷散

香薷散用朴扁豆,祛暑和中湿邪消。

祛暑利湿

1.六一散

六一散用滑石草,清暑利湿此方饶。

附　益元散

加入辰砂名益元,兼能镇心亦有效。

附　碧玉散

或加青黛名碧玉,目赤咽痛俱可消。

附　鸡苏散

滑草薄荷鸡苏散,暑湿风热俱能疗。

2.桂苓甘露饮

桂苓甘露猪苓膏,术泽寒水滑石草;
清暑泄热又利湿,发热烦渴一并消。

清暑益气

清暑益气汤

清暑益气西洋参,竹叶知草与荷梗;
麦冬米斛连瓜翠,暑热伤津此方能。

附　李东垣清暑益气汤

东垣清暑益气汤,参芪归术加草苍;
升葛泽曲麦味合,青陈黄柏共成方。

温　里　剂

1.理中丸

理中丸主温中阳,人参甘草术干姜。

附　附子理中丸

呕哕腹痛阴寒盛,再加附子更扶阳。

附　理中化痰丸

理中化痰加苓夏,擅治停饮大便溏。

附　桂枝人参汤

桂枝加入理中内,温里解表两兼长。

2.吴茱萸汤

吴茱萸汤参枣姜,肝胃虚寒此方良;
阳明寒呕少阴利,厥阴头痛亦堪尝。

附　吴茱萸加生姜半夏汤

若加半夏能降逆,化痰止呕功力强。

3.小建中汤

小建中汤芍药多,桂枝甘草姜枣和;
更加饴糖补中气,虚劳腹痛服之瘥。

附　黄芪建中汤

黄芪建中补不足,表虚身痛效无过。

附　当归建中汤

又有当归建中汤,产后诸虚皆可却。

4.大建中汤

大建中汤建中阳,蜀椒干姜参饴糖;
阴盛阳虚腹冷痛,温补中焦止痛强。

回阳救逆

1.四逆汤

四逆汤中附草姜,四肢厥冷急煎尝;
腹痛吐泻脉沉细,急投此方可回阳。

附　通脉四逆汤

倍加干姜名通脉,温阳守中血脉畅。

附　四逆加人生汤

人参加入四逆内,益气固脱效非常。

附　白通汤

四逆加葱去甘草,方名白通擅通阳。

附　白通加猪胆汁汤

白通再把胆尿配,阴盛格阳不二方。

附　参附汤

又有参附合为剂,回阳救脱挽危亡。

2.回阳救急汤

回阳救急用六君,桂附干姜五味并;
加麝三厘或胆汁,三阴寒厥建奇勋。

附　回阳救急汤

又方名同治稍异,去苓加入麦辰砂。

3.黑锡丹

黑锡丹中蔻硫黄,桂附楝木沉茴香;
芦巴故纸阳起石,降逆平喘镇浮阳。

附　医门黑锡丹

又有医门黑锡丹,硫黄黑锡制成丸;
功能温肾又定喘,两方治证各有专。

温经散寒

当归四逆汤

当归四逆桂芍枣,细辛甘草与通草;
血虚肝寒四肢厥,煎服此方乐陶陶。

附　当归四逆加吴茱萸生姜汤

上方再加姜萸配,温经散寒功更超。

附　黄芪桂枝五物汤

桂枝汤中去甘草,加入黄芪名五物;
益气温经和营卫,善治血痹肌麻木。

表里双解剂

解表攻里

1.大柴胡汤

大柴胡汤用大黄,枳芩夏芍枣生姜;
少阳阳明同合病,和解攻里效无双。

附　厚朴七物汤

厚朴七物金匮方,草桂枳实枣黄姜;
腹满发热大便滞,速投此剂莫彷徨。

2.防风通圣散

防风通圣大黄硝,荆芥麻黄栀芍翘;
甘桔芎归膏滑石,薄荷芩术力偏饶。
表里交攻阳热盛,外疡疮毒总能消。

解表清里

1.葛根黄芩黄连汤

葛根黄芩黄连汤,再加甘草共煎尝;

邪陷阳明成热痢,清里解表保安康。

2.石膏汤

石膏汤用芩柏连,麻黄豆豉山栀全;

清热发汗兼解毒,姜枣细茶一同煎。

解表温里

五积散

五积消滞又温中,麻黄苍芷芍归芎;

枳桔桂苓甘草朴,两姜陈皮半夏葱。

除桂枳陈余略炒,熟料尤增温散功。

理气解表祛寒湿,散痞调经辨证从。

附　柴胡桂枝干姜汤

柴胡桂枝干姜汤,瓜蒌芩草牡蛎襄;

小便不利胸胁满,寒热心烦服之康。

补　益　剂

补气

1.四君子汤

四君子汤中和义,参术茯苓甘草比。

附　六君子汤

益以夏陈名六君,健脾化痰又理气。

附　异功散、香砂六君子汤

除却半夏名异功,或加香砂胃寒祛。

附　保元汤

保元汤方性甘温,桂草参芪四味存;

男妇虚劳幼科痘,补肺益脾显奇能。

2.参苓白术散

参苓白术扁豆陈,莲草山药砂薏仁;

桔梗上浮兼保肺,枣汤调服益脾神。

附　七味白术散

七味白术参苓草,木香藿香葛根饶;
发热食少兼口渴,气滞脾弱此方疗。

3.补中益气汤

补中参草木归陈,芪得升柴用更神;
劳倦内伤功独擅,气虚下陷亦堪珍。

附　举元煎

举元煎中芪草升,更加白术与人参;
气虚下陷亡阳证,血脱血崩力能任。

附　升陷汤

升陷汤用芪知柴,桔梗升麻相与偕;
胸中气陷呼吸弱,速投此方莫徘徊。

4.生脉散

生脉麦味与人参,保肺生津又提神;
气少汗多兼口渴,病危脉绝急煎斟。

5.人参蛤蚧散

罗氏人参蛤蚧散,专治痰血与喘满;
桑皮二母草杏苓,肺痿服之证可缓。

附　人参胡桃汤

人参胡桃生姜伴,纳气归肾可平喘。

补血

1.四物汤

四物归地芍与芎,营血虚滞此方宗;
妇女经病凭加减,临证之时可变通。

附　圣愈汤

东垣方中有圣愈,四物汤内加参芪;
气虚血弱均能补,经期量多总能医。

附　桃红四物汤

四物汤内桃红入,活血行血又逐瘀。

2.当归补血汤

当归补血君黄芪,黄芪用量五比一;
补气生血代表剂,血虚发热此方宜。

3.归脾汤

归脾汤用参术芪,归草茯神远志齐;
酸枣木香龙眼肉,煎加姜枣益心脾;
怔忡健忘俱可却,肠风崩漏总能医。

4.炙甘草汤

炙甘草汤参桂姜,麦地胶枣麻仁襄;
心动悸兮脉结代,虚劳肺痿俱可尝。

附　加减复脉汤

除去参桂与姜枣,加入白芍治阴伤;
温邪久恋阳明证,快服加减复脉汤。

气血双补

1.八珍汤

四君四物八珍汤,气血双补是名方。

附　十全大补汤

再加黄芪与肉桂,十全大补效更强。

附　人参养荣汤

若加志陈味姜枣,去芎养荣有专长。

2.泰山磐石散

十全大补减桂苓,更加续断砂糯芩;
气血双补安胎好,泰山磐石是方名。

补阴

1.六味地黄丸

六味地黄益肾肝,山药丹泽萸苓掺。

附　知柏地黄丸

再加知柏成八味,阴虚火旺可煎尝。

附　都气丸

六味再加五味子,丸名都气虚喘安。

附　麦味地黄丸

地黄丸中加麦味,咳喘盗汗皆能挽。

附　杞菊地黄丸

六味再加杞与菊,目视昏花治可痊。

2.左归丸

左归丸内山药地,萸肉枸杞与牛膝;
菟丝龟鹿二胶合,壮水之主方第一。

附　左归饮

左归饮用地药萸,杞苓炙草一并齐;
煎汤养阴滋肾水,既主腰酸又止遗。

3.大补阴丸

大补阴丸知柏黄,龟板脊髓蜜成方;
咳嗽咯血骨蒸热,阴虚火旺制亢阳。

4.虎潜丸

虚潜足痿是妙方,虎骨陈皮并锁阳。
龟板干姜知母芍,再加柏地作丸尝。

5.二至丸

二至女贞与旱莲,桑椹熬膏和成圆;
肝肾阴虚得培补,消除眩晕与失眠。

附　桑麻丸

桑叶芝麻蜜和丸,疏风祛湿益肾肝;
头晕眼花皆可治,湿痹肢麻亦能蠲。

6.一贯煎

一贯煎中生地黄,沙参归杞麦冬藏;
少佐川楝泄肝气,阴虚胁痛此方良。

7.石斛夜光丸

石斛夜光枳膝芎,二地二冬杞丝苁;

青葙草决犀羚角，参味连苓蒺草风。
再与杏菊山药配，养阴明目第一功。

8.补肺阿胶汤

补肺阿胶马兜铃，牛蒡甘草杏糯匀；
肺虚火盛最宜服，降气生津咳嗽宁。

附　月华丸

月华丸方擅滋阴，二冬二地沙贝苓；
山药百部胶三七，獭肝桑菊保肺金。

9.龟鹿二仙胶

人参龟板鹿角胶，再加枸杞熬成膏；
滋阴益肾填精髓，精极用此治效高。

10.七宝美髯丹

七宝美髯归杞乌，苓膝故纸芝麻菟；
筋痿骨软齿动摇，重在滋水与涵木。

补阳

1.肾气丸

肾气丸补肾阳虚，地黄山药及茱萸；
苓泽丹皮合桂附，水中生火在温煦。

附　济生肾气丸

加入牛膝车前子，通调水道肿胀祛。

附　十补丸

肾气丸中加茸味，填精补阳总能扶。

2.右归丸

右归丸中地附桂，山药茱萸菟丝归；
杜仲鹿胶枸杞子，益火之源此方魁。

附　右归饮

减去鹿胶与归菟，加入甘草作汤服。
方名称为右归饮，扶阳更把阴寒逐。

重镇安神

1.朱砂安神丸

朱砂安神东垣方,归连甘草合地黄;
怔忡不寐心烦乱,养阴清热可复康。

附　生铁落饮

医学心悟铁落饮,二冬二茯胆南星;
橘志蒲翘钩玄贝,更加朱丹可镇心。

2.珍珠母丸

珍珠母丸归地参,犀香龙苓柏子仁;
更加酸枣定惊悸,阴血得养可宁神。

3.磁朱丸

磁朱丸中有神曲,摄纳浮阳又明目;
心悸失眠皆可治,癫狂痫证亦宜服。

滋养安神

1.酸枣仁汤

酸枣仁汤治失眠,川芎知草茯苓煎;
养血除烦清虚热,安然入睡梦乡甜。

附　定志丸

定志丸中参菖蒲,二茯远志加白术;
麦冬朱砂和蜜制,专治心怯神恍惚。

2.天王补心丹

补心丹用柏枣仁,二冬生地与归身;
三参桔梗朱砂味,远志茯苓共养神。
或加菖蒲去五味,心气开通肾气升。

附　柏子养心丸

柏子养心草芪参,二茯芎归淮枣仁,
夏曲远志加桂味,除却惊悸自安神。

附　枕中丹

枕中丹出千金方,龟板龙骨远志菖;

或丸或散黄酒下,开心定志又潜阳。

3.甘麦大枣汤

甘草小麦大枣汤,妇人脏躁性反常;
精神恍惚悲欲哭,和肝滋脾自然康。

开　窍　剂

凉开

1.安宫牛黄丸

安宫牛黄开窍方,芩连栀郁朱雄黄;
犀角真珠冰麝箔,热闭心包功效良。

附　牛黄清心丸

牛黄清心朱芩连,山栀郁金蜜和圆;
清热解毒又开窍,中风惊厥急救先。

2.紫雪丹

紫雪犀羚朱朴硝,硝石金寒滑磁膏;
丁沉木麝升玄草,热陷痉厥服之消。

3.至宝丹

至宝朱珀麝息香,雄玳犀角与牛黄;
金银两箔兼龙脑,开窍清热解毒良。

4.小儿回春丹

回春丹中用四香,蔻枳星夏并牛黄;
钩蚕陈贝麻全蝎,朱砂草竹共大黄。

5.行军散

诸葛行军痧瘴方,珍珠牛麝冰雄黄;
硼硝金箔共研末,窍闭神昏服之康。

温开

1.苏合香丸

苏合香丸麝息香,木丁熏陆荜檀襄,

犀冰术沉诃香附，再加龙脑温开方。

附　冠心苏合丸

冠心苏合治心痛，朱檀冰木乳香共；
芳香开窍疏气机，现代医家经常用。

2.玉枢丹

玉枢丹有麝殊雄，五倍千金并入中；
大戟慈姑共为末，霍乱痧胀米汤冲。

固　涩　剂

固表止汗

1.玉屏风散

玉屏组合少而精，芪术防风鼎足彤；
表虚汗事易感冒，固卫敛汗效特灵。

2.牡蛎散

牡蛎散内用黄芪，浮麦麻根合用宜；
卫虚自汗或盗汗，固表收敛见效奇。

敛肺止咳

九仙散

九仙散用乌梅参，桔梗桑皮知母承；
粟壳阿胶冬花味，敛肺止咳气自生。

涩肠固脱

1.真人养脏汤

真人养脏木香诃，当归肉蔻与粟壳；
术芍参桂甘草共，脱肛久痢服之瘥。

2.四神丸

四神骨脂与吴萸，肉蔻五味四般齐，
大枣生姜同煎合，五更肾泻最相宜。

3.桃花汤

桃花汤中赤石脂,粳米干姜共用之。

附　赤石脂禹余粮丸

石脂又与余粮合,久痢脱肛正宜施。

涩精止遗

1.金锁固精丸

金锁固精芡莲须,龙骨牡蛎与蒺藜,
莲粉糊丸盐汤下,能止无梦夜滑遗。

附　水陆二仙丹

水陆二仙金樱芡,精遗带下都能祛。

2.桑螵蛸散

桑螵散治小便数,参苓龙骨同龟壳,
菖蒲远志加当归,补肾宁心健忘却。

3.缩泉丸

缩泉丸治儿尿频,脾气虚寒约失灵;
山药台乌加益智,糊丸多服效显明。

固崩止带

1.固经丸

固经丸内龟板君,黄柏椿皮香附芩;
更加芍药糊丸服,漏下崩中均可宁。

附　固中汤

固冲汤内用术芪,龙牡芍茜与山萸;
五味海蛸棕炭合,崩中漏下总能医。

2.震灵丹

震灵丹用禹余粮,石脂石英没乳香;
代赭灵脂朱砂合,固崩止带有效方。

3.完带汤

完带汤中二术陈,苍术参草车前仁;
柴芍淮山黑芥穗,化湿止带此方能。

附　易黄汤

易黄芡实与山药，车前黄柏加白果；
健脾清热又除湿，能消带下黏稠多。

附　清带汤

清带汤中海螵蛸，龙牡山药加茜草；
带下清稀色赤白，益脾固肾自然好。

行　气　剂

1.越鞠丸

越鞠丸治六郁侵，气血痰火湿食因，
芎苍香附加栀曲，气畅郁舒痛闷平。

2.金铃子散

金铃延胡等分研，黄酒调服或水煎；
心腹诸痛由热郁，降热开郁痛自蠲。

附　延胡索散

延胡散治七情伤，血气刺痛服之良，
归芍乳没草姜桂，木香蒲黄与姜黄。

3.半夏厚朴汤

半夏厚朴与紫苏，茯苓生姜共煎服；
痰凝气聚成梅核，降逆开郁气自舒。

4.枳实薤白桂枝汤

枳实薤白桂枝汤，厚朴瓜蒌合成方；
通阳理气又散结，胸痹心痛皆可尝。

附　瓜蒌薤白白酒汤

瓜蒌薤白加白酒，胸痛彻背厥疾疗。

附　瓜蒌薤白半夏汤

再加半夏化痰结，功力又更胜一筹。

5.橘核丸

橘核丸中楝桂存,枳朴延胡藻带昆,
桃仁木通木香合,癫疝顽痛盐酒吞。

6.天台乌药散

天台乌药楝茴香,良姜巴豆与槟榔;
青皮木香共研末,寒滞疝痛酒调尝。

附　三层茴香丸

三层茴香制为丸,沙参川楝木香攒;
再加槟榔成二料,三料更把苓附搬;
寒疝阴囊见肿胀,气行寒消胀肿散。

附　导气汤

导气汤有吴茱萸,木香小茴川楝齐;
寒凝气滞连煎服,小肠疝痛自可愈。

7.暖肝煎

暖肝煎中用当归,杞苓乌药与小茴;
行气逐寒桂沉配,小腹疝痛一并摧。

8.厚朴温中汤

厚朴温中姜陈草,苓蔻木香一齐熬;
温中行气兼燥湿,脘腹胀痛服之消。

附　良附丸

良姜香附等分研,米汤姜汁加食盐;
合制为丸空腹服,胸闷脘痛一齐蠲。

降　气　剂

1.苏子降气汤

苏子降气橘半归,前胡桂朴草姜随;
或加沉香去肉桂,化痰平喘此方推。

2.定喘汤

定喘白果与麻黄,款冬半夏白皮桑;

苏子黄芩甘草杏,宣肺平喘效力彰。

3.四磨饮

四磨饮治七情侵,人参乌药沉香槟;

四味浓磨煎温服,破气降逆喘自平。

附　五磨饮子

去参加入木香枳,五磨理气力非轻。

4.旋覆代赭汤

仲景旋覆代赭汤,半夏参草大枣姜;

噫气不降心下痞,健脾祛痰治相当。

附　干姜人参半夏丸

干姜人参加半夏,妊娠恶阻服之康。

5.橘皮竹茹汤

橘皮竹茹治逆呃,参草姜枣效最捷。

附　济生橘皮竹茹汤

济生同方加苓半,再添麦冬枇杷叶;

主治呕哕不能食,总因痰滞胃虚热。

附　新制橘皮竹茹汤

原方减去参枣草,又加柿蒂亦相得;

此乃鞠通新制方,胃气不虚即可啜。

6.丁香柿蒂汤

丁香柿蒂人参姜,呃逆因寒中气伤。

附　柿蒂汤

济生去参仅三味,胸满呃逆宜煎尝。

理　血　剂

活血祛瘀

1.桃核承气汤

桃核承气用硝黄，桂枝甘草合成方；

下焦蓄血急煎服，解除夜热烦如狂。

附　下瘀血汤

下瘀血汤庶桃黄，产后腹痛逐瘀良。

2.血府逐瘀汤

血府当归生地桃，红花赤芍枳壳草；

柴胡芎桔牛膝等，血化下行不作痨。

附　通窍活血汤

通窍全凭好麝香，桃仁大枣与葱姜；

川芎黄酒赤芍药，表里通经第一方。

附　膈下逐瘀汤

膈下逐瘀桃牡丹，赤芍乌药玄胡甘；

川芎灵脂红花壳，香附开郁血亦安。

附　少腹逐瘀汤

少腹逐瘀小茴香，玄胡没药芎归姜；

官桂赤芍蒲黄脂，经黯腹痛快煎尝。

附　身痛逐瘀汤

身痛逐瘀桃归芎，脂芜附羌与地龙，

牛膝红花没药草，通络止痛力量雄。

3.复元活血汤

复元活血有柴胡，蒌根归草与甲珠，

桃仁红花大黄配，跌打损伤正宜服。

4.七厘散

七厘散治跌打伤，血竭红花冰麝香；

乳没儿茶朱共末,外敷内服匀见长。

5.补阳还五汤

补阳还五芪归芎,桃红赤芍加地龙;
半身不遂中风证,益气活血经络通。

6.失笑散

失笑灵脂共蒲黄,等分作散醋煎尝;
血瘀少腹时作痛,祛瘀止痛效非常。

附　手拈散

手拈散用延胡索,灵脂没药加草果;
温寒理气热酒服,肝脾作痛可调和。

7.丹参饮

心腹诸痛有妙方,丹参砂仁加檀香;
气滞血瘀两相结,瘀散气顺保安康。

8.温经汤

温经汤用萸桂芎,归芍丹皮姜夏冬;
参草益脾胶养血,调经重在暖胞宫。

附　艾附暖宫汤

艾附暖宫用四物,吴萸官桂加芪续,
米醋糊丸醋汤下,专治带多痛在腹。

9.生化汤

生化汤宜产后尝,归芎桃草加炮姜;
恶露不行少腹痛,温经活血最见长。

10.活络效灵丹

活络效灵主丹参,当归乳香没药存;
癥瘕积聚腹中痛,煎服此方可回春。

附　宫外孕方

宫外孕方赤芍桃,丹参棱莪一齐熬,
破血逐瘀消肿块,异位妊娠急治疗。

11.桂枝茯苓丸

金匮桂枝茯苓丸,芍药桃红共粉丹;

等分为末蜜丸服,活血化瘀癥块散。

12.大黄䗪虫丸

大黄䗪虫芩芍桃,地黄杏草漆蛴螬;

虻虫水蛭和丸服,去瘀生新功独超。

止　血　剂

1.十灰散

十灰散用十般灰,柏茜茅荷丹棕随;

二蓟栀黄皆炒黑,凉降止血此方推。

2.小蓟饮子

小蓟饮子藕蒲黄,木通滑石生地襄;

归草黑栀淡竹叶,血淋热结服之康。

3.槐花散

槐花散治肠风血,芥穗枳壳侧柏叶;

等分为末米汤下,凉血疏风又清热。

附　槐角丸

槐角丸有地榆防,当归黄芩枳壳匡;

血热得凉自可止,擅治肠风又脱肛。

4.黄土汤

黄土汤中术附芩,阿胶甘草地黄并,

便后下血功独擅,吐衄崩中效亦灵。

5.胶艾汤

胶艾汤中四物先,更加炙草一同煎;

暖宫养血血行缓,胎漏崩中自可痊。

6.四生丸

四生丸用三种叶,鲜荷鲜艾加侧柏;

生地共捣如泥煎，吐衄妄行因血热。

7.咳血方

咳血方中诃子收，海石栀子共瓜蒌；
青黛泻肝又凉血，咳嗽咳血服之瘳。

治　风　剂

疏散外风

1.大秦艽汤

大秦艽汤羌独防，芎芷辛芩二地黄；
石膏归芍苓木草，养血祛风通治方。

2.消风散

消风散中有荆防，蝉蜕胡麻苦参苍；
知膏蒡通归地草，风疹湿疹服之康。

3.川芎茶调散

川芎茶调有荆防，辛芷薄荷甘草羌；
目昏鼻塞风攻上，偏正头痛悉能康。

附　菊花茶调散

上方再加僵蚕菊，菊花茶调力更强。

附　苍耳子散

苍耳散用辛荑芷，薄荷葱茎并煎汤；
鼻塞涕浊风热扰，清热疏风又通阳。

4.牵正散

牵正散治口眼斜，白附僵蚕全蝎加；
混合研细酒调服，风中络脉效力佳。

附　止痉散

止痉全蝎与蜈蚣，祛风止痛功力宏；
惊风抽搐可缓解，又治脑炎破伤风。

5.玉真散

玉真散治破伤风,牙关紧闭体张弓;
星麻白附羌防芷,外敷内服一方通。

附 五虎追风散

五虎追风亦解痉,蝉蜕天麻加南星;
全蝎僵蚕一并入,风痰祛散抽搐平。

6.小活络丹

小活络丹用胆星,二乌乳没地龙并;
中风手足皆麻木,风痰瘀血闭在经。

附 大活络丹

大活络丹药味丰,四君四物减川芎;
白乌两蛇蚕蝎蔻,麻辛附葛羌防风。
乳没灵仙芩连贯,草乌首乌丁地龙;
南星青皮骨碎补,木香沉香官桂同。
天麻台乌息香茯,虎龟犀麝玄牛从;
两头尖外又松脂,大黄香附蝎冰共。
瘫痪痿痹悉可疗,蜜丸箔衣陈酒送。

平肝熄风

1.羚角钩藤汤

羚角钩藤茯菊桑,贝草竹茹芍地黄;
阳邪亢盛成痉厥,肝风内动急煎尝。

附 钩藤饮

钩藤饮用羚羊角,全蝎麻参炙草合;
小儿急惊牙关紧,手足抽搐急煎酌。

2.镇肝熄风汤

镇肝熄风芍天冬,玄参龟板赭茵从;
龙牡麦芽膝草楝,肝阳上亢能奏功。

附 建瓴汤

建瓴汤内有牛膝,赭石龙牡生地协;

芍药柏仁加淮山,阳亢眩晕效无匹。

3.天麻钩藤饮

天麻钩藤石决明,栀杜寄生膝与芩;
夜藤茯神益母草,主治眩晕与耳鸣。

4.阿胶鸡子黄汤

阿胶鸡子黄汤好,地芍钩藤牡蛎草;
决明茯神络石藤,阴虚风动此方保。

5.大定风珠

大定风珠鸡子黄,再合加减复脉汤;
三甲并同五味子,滋阴熄风是妙方。

附　小定风珠

小定风珠鸡子黄,阿胶龟板淡菜匡;
引药下行加童便,温邪灼阴可补偿。

附　三甲复脉汤

三甲复脉蛎龟鳖,地芍麻仁胶草麦;
温邪伤阴肢瘛疭,熄风潜阳又养血。

6.地黄饮子

地黄饮子山茱斛,麦味菖蒲远志茯;
苁蓉桂附巴戟天,少入薄荷姜枣服;
暗厥风痱能治之,火归水中水生木。

治　燥　剂

轻宣润燥

1.杏苏散

杏苏散内夏陈前,枳桔苓草姜枣研;
轻宣温润治凉燥,咳止痰化病自痊。

2.桑杏汤

桑杏汤中浙贝宜,沙参栀豉与梨皮;

干咳鼻涸又身热,清宣凉润燥能祛。

附　翘荷汤

翘荷汤有绿豆皮,甘草桔梗栀皮具;
燥气化火咽不利,咳痰难出总相宜。

3.清燥救肺汤

清燥救肺参草杷,石膏胶杏麦胡麻;
经霜收下冬桑叶,清燥润肺效可嘉。

附　沙参麦冬汤

沙参麦冬扁豆桑,玉竹花粉甘草襄;
秋燥耗津伤肺胃,咽涸干咳最堪尝。

滋养润燥

1.养阴清肺

养阴清肺是妙方,玄参草芍冬地黄;
薄荷贝母丹皮入,时疫白喉急煎尝。

2.百合固金汤

百合固金二地黄,玄参贝母桔草藏;
麦冬芍药当归配,喘咳痰血肺家伤。

3.麦门冬汤

麦门冬汤用人参,枣草粳米半夏存;
肺痿咳逆因虚火,益胃生津宜煎烹。

4.琼玉膏

琼玉膏用生地黄,人参茯苓白蜜糖;
合成膏剂缓缓服,干咳咯血肺阴伤。

5.玉液汤

玉液汤中芪葛根,鸡金知味药花粉;
饮一溲一消渴证,益气生津显效能。

6.增液汤

增液汤用玄地冬,滋阴润燥有殊功;
热病津枯肠燥结,增水行船便自通。

祛　湿　剂

燥湿和胃

1.平胃散

平胃散用朴陈皮,苍术甘草四味齐;

燥湿宽胸消胀满,调胃和中此方宜。

附　不换金正气散

再加藿香与半夏,不换金来治时疫。

附　柴平汤

小柴胡汤合平胃,寒多热少湿疟祛。

2.藿香正气散

藿香正气腹皮苏,甘桔陈苓术朴具;

夏曲白芷加姜枣,风寒暑湿并能除。

附　六和汤

六和汤用参半砂,杏术草藿与木瓜;

赤苓厚朴加扁豆,湿伤脾胃效无加。

清热祛湿

1.茵陈蒿汤

茵陈蒿汤大黄栀,郁热阳黄此方施;

便难尿赤腹胀满,清热利湿总相宜。

附　栀子柏皮汤

栀子柏皮加甘草,热疸治疗要及时;

四逆汤内茵陈入,黄疸阴证法在兹。

2.三仁汤

三仁杏蔻薏苡仁,夏朴通草竹叶存;

加入滑石渗湿热,身重胸闷属湿温。

附　藿朴夏苓汤

藿朴夏苓有三仁,泽猪豆豉亦与伦;

湿温身热肢体倦,胸闷舌腻宜煎烹。

附　黄芩滑石汤

黄芩滑石蔻通草,苓皮腹皮猪苓饶;
暑温湿温热势重,湿热肾炎亦可疗。

3.甘露消毒丹

甘露消毒蔻藿香,茵陈滑石木通菖;
芩翘贝母射干薄,湿热留连正治方。

4.连朴饮

连朴饮内用豆豉,菖蒲半夏芦根栀;
胸脘痞闷兼吐泻,湿热为病皆可医。

5.蚕矢汤

蚕矢汤用苡木瓜,芩连栀通吴萸夏;
加入豆卷清湿热,霍乱转筋甚相恰。

6.八正散

八正木通与车前,萹蓄大黄栀滑研;
草梢瞿麦灯心草,湿热诸淋宜服煎。

附　五淋散

五淋散治血热淋,归草栀芍赤茯苓;
脐腹急痛小便涩,研末煎服水道清。

7.二妙散

附　三妙丸

二妙散中苍柏兼,若云三妙牛膝添;
痿痹足疾堪多服,湿热得消病自蠲。

附　四妙丸

再加薏仁名四妙,渗湿健脾功更全。

利水渗湿

1.五苓散

五苓散治太阳腑,白术泽泻猪苓茯。
桂枝化气兼解表,小便通利水饮逐。

附　四苓散

除却桂枝名四苓,溲亦便溏皆可服。

附　茵陈五苓散

茵陈配入五苓散,湿热黄疸亦可除。

附　胃苓汤

平胃五苓合方用,消积渗湿效突出。

2.猪苓汤

猪苓汤内有茯苓,泽泻阿胶滑石并;
小便不利兼烦渴,滋阴利水症自平。

3.防己黄芪汤

防己黄芪金匮方,白术甘草枣生姜;
汗出恶风兼身肿,表虚湿盛服之康。

附　防己茯苓汤

防己茯苓加芪桂,肢肿在皮宜煎尝。

4.五皮散(饮)

五皮散用五般皮,陈苓姜桑大腹齐;
或用五加去桑白,脾虚腹胀颇相宜。

温化水湿

1.苓桂术甘汤

苓桂术甘化饮剂,健脾又温膀胱气;
饮邪上逆气冲胸,水饮下行眩晕去。

附　甘姜苓术汤

甘姜苓术主肾着,身痛腰冷又何虑。

2.真武汤

真武汤壮肾中阳,苓芍术附加生姜;
少阴腹痛寒水聚,悸眩润惕急煎尝。

附　附子汤

少阴阳虚附子汤,人参白术苓芍藏;
体痛背寒肢逆冷,温阳益气自复康。

3.实脾散
实脾苓术与木瓜,甘草木香大腹加;
草果姜附兼厚朴,虚寒阴水效堪夸。

4.萆薢分清饮
萆薢分清石菖蒲,草梢乌药智仁具;
或加茯苓共煎煮,淋浊留连自可除。

附　程氏萆薢分清饮
程氏萆薢分清饮,黄柏茯苓术菖蒲;
莲子丹参及车前,湿热淋浊宜早图。

祛风胜湿

1.羌活胜湿汤
羌活胜湿草独芎,蔓荆藁本加防风;
湿邪在表头腰痛,发汗升阳经络通。

附　蠲痹汤
蠲痹汤治风湿痹,羌防归芍并黄芪;
姜黄甘草姜煎服,体痛筋挛一并祛。

2.独活寄生汤
独活寄生芄防辛,归芎地芍桂苓均;
杜仲牛膝人参草,冷风顽痹屈能伸。

附　三痹汤
若去寄生加芪续,汤名三痹古方珍。

3.鸡鸣散
鸡鸣散是准绳方,苏叶吴萸桔梗姜;
瓜橘槟榔晨冷服,脚气浮肿效非常。

祛　痰　剂

燥湿化痰

1.二陈汤

二陈汤用半夏陈,苓草梅姜一并存;

利气祛痰兼燥湿,湿痰为患此方珍。

附　导痰汤

前方去梅加枳星,方名导痰消积饮;

胸膈痞塞肋胀满,坐卧不安服之宁。

附　涤痰汤

涤痰汤有夏橘草,参苓竹茹枳姜枣;

胆星菖蒲齐配入,主治风痰迷心窍。

2.温胆汤

温胆汤中苓半草,枳竹陈皮加姜枣;

虚烦不眠证多端,此系胆虚痰上扰。

附　十味温胆汤

十味温胆苓枳参,橘皮草味地枣仁;

益气化痰姜半枣,远志宁心可安神。

3.茯苓丸

指迷茯苓丸半夏,风硝枳壳姜汤下;

中脘停痰肩臂疼,气行痰消诸证罢。

润燥化痰

贝母瓜蒌散

贝母瓜蒌花粉研,陈皮桔梗茯苓添;

呛咳咽干痰难咯,清肺润燥化痰涎。

清热化痰

1.清气化痰丸

清气化痰杏瓜蒌,茯苓枳芩胆星投;

陈夏姜汁糊丸服,专治肺热咳痰稠。

2.小陷胸汤

小陷胸汤连半蒌,宽胸开结涤痰优;
膈上热痰痞满痛,舌苔黄腻脉滑浮。

附 柴胡陷胸汤

柴胡陷胸小柴胡,更把参草枣剔除;
加入枳桔连瓜蒌,寒热消退胸闷舒。

3.滚痰丸

滚痰丸是逐痰方,礞石黄芩及大黄;
少佐沉香为引导,实热顽痰一扫光。

温化寒痰

1.苓甘五味姜辛汤

苓甘五味姜辛汤,痰饮咳嗽常用方;
气降仍咳胸犹满,速化寒饮保安康。

附 冷哮丸

冷哮冬花麻草辛,川乌牙皂胆南星;
椒矾夏曲紫菀杏,温化寒痰效特灵。

2.三子养亲汤

三子养亲祛痰方,芥苏莱菔共煎汤;
大便实硬加熟蜜,冬寒更可加生姜。

治风化痰

1.半夏白术天麻汤

半夏白术天麻汤,苓草橘红枣生姜;
眩晕头痛风痰盛,痰化风熄复正常。

2.定痫丸

定痫二茯贝天麻,丹麦陈远蒲姜夏;
胆星蝎蚕珀竹沥,姜汁甘草和朱砂。
镇心祛痰又开窍,平肝熄风控痫发。

3.止嗽散

止嗽散桔草白前,紫菀荆陈百部研;
镇咳化痰兼解表,姜汤调服不必煎。

消食导滞

1.保和丸

保和神曲与山楂,陈翘莱菔苓半夏;
消食化滞和胃气,煎服亦可加麦芽。

附　大安丸

保和加术名大安,健脾消滞又何难。

2.枳实导滞丸

枳实导滞曲连芩,大黄术泽与茯苓;
食湿两滞生郁热,胸痞便秘此方寻。

3.木香槟榔丸

木香槟榔青陈皮,枳柏黄连莪术齐;
大黄牵牛加香附,热滞泻痢皆相宜。

4.枳术丸

枳术丸是消补方,荷叶烧饭作丸尝。

附　曲麦枳术丸

若加麦芽与神曲,消食化滞力更强。

附　橘半枳术丸

枳术丸加橘半夏,健脾祛痰两兼长。

附　香砂枳术丸

香砂枳术理气滞,消食开胃气芳香。

5.健脾丸

健脾参术苓草陈,肉蔻香连合砂仁;
楂肉山药曲麦炒,消补兼施不伤正。

附　资生丸

资生丸内主四君,扁莲苡桔山药行;
连泽芡楂麦砂蔻,藿橘益气安胎灵。

消痞化积

1.枳实消痞丸

枳实消痞四君先,麦芽夏曲朴姜连;
脾虚痞满结心下,痞消脾健乐天年。

2.鳖甲煎丸

鳖甲煎丸疟母方,䗪虫鼠妇及蜣螂;
蜂窠石苇人参射,桂朴紫葳丹芍姜。
瞿麦柴芩胶半夏,桃仁葶苈和硝黄。
疟缠日久胁下硬,癥消积化保安康。

驱　虫　剂

1.乌梅丸

乌梅丸用细辛桂,黄连黄柏及当归。
人参椒姜加附子,温肠泻热又安蛔。

附　理中安蛔汤

理中加减可安蛔,参术苓姜和椒梅,
腹痛便溏因由扰,辛酸伏蛔蛔自摧。

附　连梅安蛔丸

连梅安蛔蜀椒柏,更有槟榔雷丸协,
蛔扰烦躁兼厥逆,总因肝胃蕴实热。

2.肥儿丸

肥儿丸内有使君,豆蔻香连曲麦槟;
猪胆为丸热汤下,疳虫食积一扫清。

3.布袋丸

布袋丸内有四君,芜荑芦荟共调匀,
夜明砂与使君子,消疳去虫法可循。

4.化虫丸

化虫使君与鹤虱,楝槟芜荑一并列;

白矾铅粉和丸服,肠中诸虫皆可灭。

5.伐木丸

伐木丸中炼绿矾,焦仓酒曲醋糊丸,
泻肝燥湿消黄肿,多见钩虫是病源。

涌 吐 剂

1.瓜蒂散

瓜蒂散用赤豆研,散和豉汁不需煎;
逐邪催吐效更速,宿食痰涎一并蠲。

附   三圣散

三圣散中有藜芦,瓜蒂防风薤汁入;
胸中浊痰尽可祛,食物中毒能吐出。

2.急救稀涎散

稀涎皂角与白矾,急救可祛膈上痰;
中风昏迷属闭证,功能开窍又通关。

3.盐汤探吐方

盐汤探吐千金方,干霍乱证宜急尝;
宿食停脘气机阻,用之及时功效良。
伐木方中有绿矾,苍术酒曲醋糊丸;
泻肝益脾消黄肿,钩虫为患效可观。

痈 疡 剂

1.仙方活命饮

仙方活命金银花,防芷归陈穿山甲;
贝母花粉兼乳没,草芍皂刺酒煎嘉;
一切痈疽能溃败,溃后忌服用勿差。

附　连翘败毒散

连翘败毒山栀羌,柴桔归芎芩芍防;
红花牛蒡升玄薄,清热解毒活血良,
痈疽初起能消散,腮腺炎肿又何殃。

2.五味消毒饮

五味消毒疗诸疔,银花野菊蒲公英;
紫花地丁天葵子,煎加酒服效非轻。

附　银花解毒汤

银花解毒地丁翘,犀角丹皮夏枯草;
再把川连赤芩入,痈疽疔毒一齐消。

3.四妙勇安汤

四妙勇安用当归,玄参银花甘草随,
清热解毒兼活血,脉管炎证此方魁。

附　五神汤

五神汤用紫地丁,牛膝车前白茯苓;
再加银花水煎服,湿热痈疮自可平。

附　神效托里散

神效托里有忍冬,芪归甘草一并从;
补气养血又解毒;善消肠痈或乳痈。

4.犀黄丸

犀黄丸内用麝香,乳香没药与牛黄;
乳岩横痃或瘰疬,正气未虚均可尝。

附　醒消丸

醒消丸内用麝香,没药乳香加雄黄;
米饭和丸酒送服,痈毒消散保安康。

附　蟾酥丸

蟾酥丸用寒水石,麝朱胆枯与乳没;
轻粉铜绿雄蜗牛,疔毒外敷内服适。

5.牛蒡解肌汤

牛蒡解肌丹栀翘,荆薄斛玄夏枯草,
疏风清热又散肿,牙痛颈毒俱可消。

6.海藻玉壶汤

海藻玉壶带昆布,青陈二皮翘贝母,
独活甘草夏归芎,消瘿散结效可睹。

7.透脓散

透脓散治毒成脓,芪归山甲皂刺芎。

附　医学心悟透脓散

程氏又加银蒡芷,更能速奏溃破功。

附　托里透脓散

托里透脓参芪芷,归术山甲与皂刺,
青皮甘草加升麻,痈疽脓陷宜服之。

8.阳和汤

阳和汤方主阴疽,鹿胶桂麻姜炭地;
白芥甘草同煎服,温补通滞疮自愈。

附　冲和汤

冲和汤有参苓芪,术归芎芷加陈皮;
乳没银花皂刺草,擅治疮疡气血虚。

9.小金丹

小金丹内麝草乌,灵脂胶香与乳没;
木鳖地龙归墨炭,诸疮肿痛最宜服。

10.内补黄芪汤

内补黄芪地芍冬,参苓远志加川芎;
当归甘草官桂并,力补痈疽善后功。

11.苇茎汤

苇茎汤方千金存,桃仁薏苡冬瓜仁;
瘀热在肺成痈毒,热泻脓除新自生。

12.大黄牡丹汤

金匮大黄牡丹桃,冬瓜仁又加芒硝;

肠痈初起腹按痛,尚未成脓服之消。

附　清肠饮

清肠饮内用玄参,银花地榆加苡仁;

芩麦归草煎服后,肠痈痛止足能伸。

13.薏苡附子败酱散

薏苡附子败酱散,解毒散肿力不缓;

肠痈成脓宜急投,脓泻肿消腹自软。

附　薏苡仁汤

薏苡仁汤瓜蒌仁,丹皮桃仁一并存;

湿滞血瘀腹胀痛,肠痈初起急煎烹。

附录三　古今度量衡换算

表 1　汉代剂量单位换算

重量	1 斤 =16 两
	1 两 =24 铢
容量	1 斛 =10 斗
	1 斗 =10 升
	1 升 =10 合

表 2　汉代与现代剂量换算

	汉代		现代
重量	1 斤		250g
	1 两		15.625g
	1 铢		0.651g
容量	1 斛		20000ml
	1 斗		2000ml
	1 升		200ml
	1 合		20ml
	一方寸匕	金石药末	约 2g
		草木药末	约 1g

表3　《伤寒论》常用药物剂量核算

《伤寒论》药物剂量			约合(g)
容量	半夏半升		42g
	五味子半升		38g
	芒硝半升		62g
	麦冬半升		45g
	麻仁半升		50g
	葶苈子半升		62g
	杏仁半升		56g
	赤小豆一升		150g
	吴茱萸一升		70g
个数	大枣十二枚		30g
	杏仁七十枚		22g
	附子一枚	小者	≤10g
		中等者	10~20g
		大者	20~30g
	栀子十四枚		7g
	瓜蒌实一枚		70g
	乌梅三百枚		680g

以上表格主要参考:

①柯雪帆,赵章忠,张萍,等.《伤寒论》和《金匮要略》中的药物剂量问题[J].上海中医药杂志,1983,12:36-38.

②柯雪帆.现代中医药应用:研究大系伤寒与金匮[M].上海:上海中医药大学出版社,1995.

附录四　史建钢院长介绍

　　史建钢,主任医师,甘肃省名中医,中医脑病专家。擅长领域:癫痫、脑瘫、脑梗等神经系统疾病;儿童多动症、抽动症,精神发育迟滞等青少年心理精神疾病及抑郁症、焦虑症、强迫症、躯体障碍、精神分裂症等成年精神疾病。

人物经历

　　1992 年,山西中医学院毕业

　　1992—1998 年,兰州市七里河区人民医院

　　1998 年 7 月至今,兰州现代中医药研究所所长

　　2006 年 1 月至今,兰州中医脑病康复医院院长

　　1999 年 5 月,取得执业医师资格

　　2010 年 12 月,晋升主治医师

　　2013 年 12 月,晋升副主任医师

　　2015 年 12 月,晋升主任医师

　　2016 年 7 月,考取执业药师证

　　2004—2007 年,在甘肃省委党校学习

　　2009 年 10—12 月,甘肃省中医学院中医类别全科医师岗位培训

　　2017 年 9 月至今,任甘肃省中医药师承教育工作指导老师

主要成就

　　30 多年以来从事神经与精神疾病的研究治疗,先后编辑出版 3 本专著,发表专业论文 30 多篇。把科研成果转化运用于临床,对脑病以"本虚标实"立论。先后发明注册了治疗脑瘫智障和老年痴呆的补肾健脑胶囊、治疗癫痫病抽动症的天麻熄风胶囊、

治疗脑梗死的活血复元胶囊和治疗精神病的安神解郁胶囊等 4 种治疗脑病的中药制剂，获得 4 项国家发明专利，获得多项奖励与荣誉表彰。

学术专著

出版日期	书名	出版社
2009 年	《中医临床速查》	甘肃科学技术出版社
2012 年	《常见脑病中西医结合治疗》	甘肃科学技术出版社
2015 年	《中医儿科常见病速查》	甘肃科学技术出版社

发表论文选摘

排序	时间	名称	杂志
1	2021 年 4 月	《脑瘫中西医结合治疗回顾性总结分析》	中国典型病例大全
2	2021 年 4 月	《中西医治疗神志病的回顾性总结分析》	中国典型病例大全
3	2021 年 1 月	《绞股蓝散治疗胃炎、便秘、高血脂、高血糖和高血压的临床研究》	中文科技期刊数据库（全文版）医药卫生
4	2019 年 2 月	《复元活血方治疗脑梗死 104 例临床总结》	甘肃药学
5	2018 年 1 月	《活血复元胶囊异病同治临床观察》	甘肃医药
6	2016 年 10 月	《精神病防治探索》	西部预防医学
7	2015 年 8 月	《中西医结合治疗法治疗小儿痉挛性脑瘫 70 例》	西部中医药
8	2014 年 6 月	《安神解郁胶囊治疗神经多动症 50 例》	西部中医药
9	2012 年 9 月	《补肾健脑胶囊治疗儿童多动症 200 例临床观察》	中医儿科杂志
10	2011 年 10 月	《异病同治临床研究》	中国社区医师
11	2009 年 12 月	《补肾健脑胶囊治疗脑瘫及多动症临床研究》	中医杂志
12	2009 年 12 月	《活血复元胶囊治疗中风后遗症及面瘫临床观察》	中医杂志
13	2001 年 11 月	《癫痫宁制剂治疗癫痫病的临床研究》	中医杂志

科研成果与奖励

史建钢主持的 2008—2011 年开展的"儿童多动症、抽动症大样本筛查及常见脑病异病同治临床研究",经甘肃省科技厅组织专家鉴定,该成果获得国内领先水平,其研究发明成果先后获得多项奖励。

获奖时间	项目名称	奖励名称
2012年9月	《儿童多动症、抽动症筛查及常见脑病异病同治的临床研究》	甘肃省皇甫谧中医学科技三等奖
2014年8月	《治疗神经症的药物及制备方法》	甘肃省药学发展一等奖
2014年12月	《治疗癫痫和抽动症的药物及其制备方法》	兰州市科技发明奖

发明专利

1.时间:2011 年,名称:治疗癫痫病和抽动症的药物及其制备方法

专利号:ZL201010161856.9

2.时间:2011 年,名称:治疗脑瘫、多动症和痴呆的药物及其制备方法

专利号:ZL201010161857.3

3.时间:2012 年,名称:治疗神经症的药物及其制备方法

专利号:ZL201110174997.9

4.时间:2016 年,名称:治疗胃炎、便秘、高血脂、高血糖和高血压的中药制品

专利号:ZL201410372217.5

荣誉表彰

时间	荣誉表彰	授予单位
2011 年	城关区"名中医"	兰州市城关区人民政府
2012 年	"十一五"残疾人康复工作先进个人	甘肃省残疾人联合会
2016 年	"甘肃省名中医"	甘肃省人社厅、甘肃省卫计委
2020 年	"金城名中医"	兰州市人民政府
2019 年	"您身边的中医脑病专家"	国家中医药管理局、中华中医药学会

社会任职

时间	担任职务
2011 年	中华中医药学会脑病分会常委
2021 年	兰州中医学会副会长
2014 年	脑病与康复专业委员会主任委员
2015 年	甘肃省中西医结合学会神经内科专业委员会副主任委员
2017 年	中西医结合神经与精神康复专业委员会常务主任
2018 年	兰州市残疾人联合会副主席
2018 年	甘肃省精神残疾人及亲友协会主席
2019 年	兰州市精神卫生库专家
2020 年	甘肃省残疾人福利基金会副理事长

附录五　长沙方歌括·伤寒方歌括

二　画
十枣汤
大戟芫花甘遂平，
妙将十枣煮汤行，
中风表证全除尽，
里气未和此法程。

三　画
三物白散
巴豆熬来研似脂，
只须一分守成规，
更加桔贝均三分，
寒实结胸细辨医。

大承气汤
大黄四两朴半斤，
枳五硝三急下云，
朴枳先熬黄后入，
去滓硝入火微熏。

大柴胡汤
八柴四枳五生姜，
苓芍三两二大黄，
半夏半升十二枣，
少阳实证下之良。

大陷胸丸
大陷胸丸法最超，
半升黄劳杏硝调，

项强如痉君须记，
八两大黄取急消。

大陷胸汤
一钱甘遂一升硝，
六两大黄力颇饶，
日哺热潮腹痛满，
胸前结聚此方消。

大黄黄连泻心汤
痞证分歧辨向趋，
关浮心痞按之濡，
大黄二两黄连一，
麻沸汤调病缓驱。

大青龙汤
二两桂甘三两姜，
膏如鸡子六麻黄，
枣枚十二五十杏，
无汗烦而且躁方。

干姜附子汤
生附一枚一两姜，
昼间烦躁夜安常，
脉微无表身无热，
幸藉残阳未尽亡。

干姜黄芩黄连人参汤
芩连苦降藉姜开，
济以人参绝妙哉，

四物平行各三两，
诸凡拒格此方该。

小青龙汤

桂麻姜芍草辛三，
夏味半升记要谙，
表不解兮心下水，
咳而发热句中探。
若渴去夏取蒌根，
三两加来功亦壮；
微利去麻加荛花，
熬赤取如鸡子样；
若噎去麻炮附加，
只用一枚功莫上；
麻去再加四两苓，
能除尿短小腹胀；
若喘除麻加杏仁，
须去皮尖半升量。

小建中汤

建中即是桂枝汤，
倍芍加饴绝妙方，
饴取一升六两芍，
悸烦腹痛有奇长。

小承气汤

朴二枳三四两黄，
小承微结好商量，
长沙下法分轻重，
妙在同煎切勿忘。

小柴胡汤

柴胡八两少阳凭，

枣十二枚夏半升，
三两姜参苓与草，
去渣重煎有奇能。
胸烦不呕除夏参，
蒌实一枚应加煮；
若渴除夏加人参，
合前四两五钱与，
蒌根清热且生津，
再加四两功更巨。
腹中痛者除黄芩，
芍加三两对君语；
胁下痞硬大枣除，
牡蛎四两应生杵；
心下若悸尿不长，
除芩加茯四两侣；
外有数热除人参，
加桂三两汗休阻；
咳除参枣并生姜，
加入干姜二两许，
五味半升法宜加，
温肺散寒力莫御。

小陷胸汤

按而始痛病犹轻，
脉络凝邪心下成，
夏取半升连一两，
瓜蒌整个要先烹。

四　画

五苓散

猪术茯苓十八铢，

泽宜一两六铢符，
桂枝半两磨调服，
暖水频吞汗出苏。

乌梅丸

六两柏参桂附辛，
黄连十六厥阴遵，
归椒四两梅三百，
十两干姜记要真。

五　画

甘草干姜汤

心烦脚急理须明，
攻表误行厥便成，
二两炮姜甘草四，
热因寒用奏功宏。

甘草汤

甘草名汤咽痛求，
方教二两不多收，
后人只认中焦药，
谁识少阴主治优。

甘草泻心汤

下余痞作腹雷鸣，
甘四姜芩三两平，
一两黄连半升夏，
枣枚十二效如神。

甘草附子汤

术附甘兮二两平，
桂枝四两亦须明，
方中主药推甘草，
风湿同驱要缓行。

四逆加人参汤

四逆原方主救阳，
加参一两救阴方，
相经已止知亡血，
须取中焦变化乡。

四逆汤

生附一枚两半姜，
草须二两少阴方，
建功姜附如良将，
将将从容藉草匡。

四逆散

枳甘柴芍数相均，
热厥能回察所因，
自饮和匀方寸匕，
阴阳顺接用斯神。
咳加五味与干姜，
五分平行为正路，
下利之病照此加，
辛温酸收两相顾；
悸者桂枝五分加，
补养心虚为独步；
小便不利加茯苓，
五分此方为法度；
腹中痛者里气寒，
炮附一枚加勿误；
泄利下重阳郁求，
薤白三升水煮具；
水用五升取三升，
去薤纳散寸匕数；

再煮一升有半成，
分温两服法可悟。

生姜泻心汤

汗余痞证四生姜，
芩草人参三两行，
一两干姜枣十二，
一连半夏半升量。

白头翁汤

三两黄连柏与芩，
白头二两妙通神，
病缘热利时思水，
下重难通此药珍。

白虎加人参汤

服桂渴烦大汗倾，
液亡肌腠涸阳明，
膏斤知六参三两，
二草六粳米熟成。

白虎汤

阳明白虎辨非难，
难在阳邪背恶寒，
知六膏斤甘二两，
米加六合服之安。

白通汤和白通加猪胆汁汤

葱白四茎一两姜，
全枚生附白通汤，
脉微下利肢兼厥，
干呕心烦尿胆襄。

瓜蒂散

病在胸中气分乖，

咽喉息碍痞难排，
平行瓜豆还调豉，
寸脉微浮涌吐佳。

半夏泻心汤

三两姜参炙草芩，
一连痞证呕多寻，
半升半夏枣十二，
去滓重煎守古箴。

半夏散及汤

半夏桂甘等分施，
散须寸匕饮调宜，
若煎少与当微冷，
咽痛求枢法亦奇。

六　画

芍药甘草汤

芍甘四两各相均，
两脚拘挛病在筋，
阳旦误投热气烁，
苦甘相济即时伸。

芍药甘草附子汤

一枚附子胜灵丹，
甘芍平行三两看，
汗后恶寒虚故也，
经方秘旨孰能攒。

当归四逆汤和当归四逆加吴茱萸生姜汤

三两辛归桂芍行，
枣须廿五脉重生，
甘通二两能回厥，

寒入吴萸姜酒烹。

竹叶石膏汤

三参二草一斤膏,
病后虚羸呕逆叽,
粳夏半升叶二把,
麦门还配一升熬,
泄利下重阳郁求,
薤白三升水煮具;
水用五升取三升,
去薤纳散寸匕数;
再煮一升有半成,
分温两服法可悟。

七 画

赤石脂禹余粮丸

赤石余粮各一斤,
下焦下利此汤欣,
理中不应宜斯法,
炉底填来得所闻。

吴茱萸汤

升许吴萸三两参,
生姜六两救寒侵,
枣投十二中宫主,
吐利头疼烦躁寻。

牡蛎泽泻散

病瘥腰下水偏停,
泽泻蒌根蜀漆葶,
牡蛎商陆同海藻,
捣称等分饮调灵。

附子汤

生附二枚附子汤,
术宜四两主斯方,
芍苓三两人参二,
背冷脉沉身痛详。

附子泻心汤

一枚附子泻心汤,
一两苓连二大黄,
汗出恶寒心下痞,
专煎轻渍要参详。

八 画

抵当丸

廿五桃仁三两黄,
虻虫水经廿枚详,
捣丸四个煎宜一,
有热尿长腹满尝。

抵当汤

大黄三两抵当汤,
里指冲任不指胱,
虻蛭桃仁各三十,
攻其血下定其狂。

苦酒汤

生夏一枚十四开,
鸡清苦酒搅几回,
刀环棒壳煎三沸,
咽痛频吞绝妙哉。

炙甘草汤

结代脉须四两甘,

枣枚三十桂姜三，
半升麻麦一斤地，
二两参胶酒水涵。

九　画

茵陈蒿汤

二两大黄十四栀，
茵陈六两早煎宜，
身黄尿短腹微满，
解自前阴法最奇。

茯苓甘草汤

汗多不渴此方求，
又治伤寒厥悸优，
二桂一甘三姜茯，
须知水汗共源流。

茯苓四逆汤

生附一枚两半姜，
二甘六茯一参当，
汗伤心液下伤肾，
肾燥心烦得媾昌。

茯苓桂枝甘草大枣汤

八两茯苓四桂枝，
炙甘四两悸堪治，
枣推十五扶中土，
煮取甘澜两度施。

茯苓桂枝白术甘草汤

病因吐下气冲胸，
起则头眩身振从，
茯四桂三术草二，
温中降逆效从容。

栀子干姜汤

十四山栀二两姜，
以丸误下救偏方，
微烦身热君须记，
辛苦相需尽所长。

栀子甘草豉汤和栀子生姜汤

栀豉原方效可夸，
气羸二两炙甘加，
若加五两生姜入，
专取生姜治呕家。

栀子厚朴汤

朴须四两枳四枚，
十四山栀亦妙哉，
下后心烦还腹满，
止烦泄满效兼该。

栀子柏皮汤

里郁业经向外驱，
身黄发热四言规，
草须一两二黄柏，
十五枚栀不去皮。

枳实栀子汤

一升香豉枳三枚，
十四山栀复病该，
浆水法煎微取汗，
食停还藉大黄开。

栀子豉汤

山栀香豉治何为，
烦恼难眠胸窒宜，
十四枚栀四合豉，

先栀后豉法煎奇。

厚朴生姜甘草半夏人参汤

厚朴半斤姜半斤，
一参二草亦须分，
半升夏最除虚满，
汗后调和法出群。

十　画

真武汤

生姜芍茯数皆三，
二两白术一附探，
便短咳频兼腹痛，
驱寒镇水与君谈。
咳加五味要半升，
干姜细辛一两具；
小便若利恐耗津，
须去茯苓肾始固；
下利去芍加干姜，
二两温中能守住；
若呕去附加生姜，
足前须到半斤数。

桂枝二麻黄一汤

一两六铢芍与姜，
麻铢十六杏同行，
桂枝一两铢十七，
草两二铢五枣匡。

桂枝二越婢一汤

桂芍麻甘十八铢，
生姜一两二铢具，

膏铢廿四四枚枣，
要识无阳旨各殊。

桂枝人参汤

人参汤即理中汤，
加桂后煎痞利尝，
桂草方中皆四两，
同行三两术参姜。

桂枝去芍药汤

和桂枝去芍药加附子汤

桂枝去芍义何居，
胸满阴弥要急除，
若见恶寒阳不振，
更加附子一枚具。

桂枝去芍药加蜀

漆龙骨牡蛎救逆汤

桂枝去芍已名汤，
蜀漆还加龙牡藏，
五牡四龙三两漆，
能疗火劫病惊狂。

桂枝甘草龙骨牡蛎汤

二甘一桂不雷同，
龙牡均行二两通，
火逆下之烦躁起，
交通上下取诸中。

桂枝甘草汤

桂枝炙草取甘温，
四桂二甘药不烦，
叉手冒心虚已极，

汗多亡液究根源。

桂枝去桂加茯苓白术汤

术芍苓姜三两均，
枣须十二效堪珍，
炙甘二两中输化，
水利邪除立法新。

桂枝加桂汤

气从脐逆号奔豚，
汗为烧针启病源，
只取桂枝汤本味，
再加二两桂枝论。

枝枝加葛根汤

葛根四两走经输，
项背几几反汗濡，
只取桂枝汤一料，
加来此味妙相须。

桂枝加附子汤

汗因过发漏漫漫，
肢急常愁伸屈难，
尚有尿难风又恶，
桂枝加附一枚安。

桂枝加芍药汤、桂枝加大黄汤

桂枝倍芍转输脾，
泄满升邪止痛宜，
大实痛因反下误，
黄加二两下无疑。

桂枝加厚朴杏子汤

下后喘生及喘家，

桂枝汤外更须加，
朴加二两五十杏，
此法微茫未有涯。

桂枝加芍药生姜

各一两人参三两新加汤

汗后身痛脉反沉，
新加方法轶医林，
方中姜芍还增一，
三两人参义蕴深。

桂枝汤

项强头痛汗憎风，
桂芍生姜三两同，
枣十二枚甘二两，
解肌还藉粥之功。

桂枝附子汤

三姜二草附枚三，
四桂同投是指南，
大枣方中十二枚，
痛难转侧此方探。

桂枝附子去桂加白术汤

大便如硬小便通，
脉涩虚浮湿胜风，
即用前方须去桂，
术加四两有神功。

桂枝麻黄各半汤

桂枝一两十六铢，
甘芍姜麻一两符，
杏廿四枚枣四粒，

面呈热色痒均驱。

桔梗汤

甘草汤投痛未瘥，
桔加一两莫轻过，
奇而不效须知偶，
好把经文仔细哦。

桃花汤

一升粳米一斤脂，
脂半磨研法亦奇，
一两干姜同煮服，
少阴脓血是良规。

桃核承气汤

五十桃仁四两黄，
桂硝二两草同行，
膀胱热结如狂证，
外解方攻用此汤。

柴胡加龙骨牡蛎汤

参苓龙牡桂丹铅，
苓夏柴黄姜枣全，
枣六余皆一两半，
大黄二两后同煎。

柴胡加芒硝汤

小柴分两照原方，
二两芒硝后入良，
误下热来日晡所，
补兼荡涤有奇长。

柴胡桂枝干姜汤

八柴二草蛎干姜，
苓桂宜三栝四尝，

不呕渴烦头汗出，
少阳枢病要精详。

柴胡桂枝汤

小柴原方取半煎，
桂枝汤入复方全，
阳中太少相因病，
偏重柴胡作仔肩。

烧裈散

近阴裆裤剪来烧，
研末还须用水调，
同气相求疗二易，
长沙无法不翘翘。

调胃承气汤

调和胃气炙甘功；
硝用半升地道通，
草二大黄四两足，
法中之法妙无穷。

通脉四逆加猪胆汤

生附一枚三两姜，
炙甘二两玉函方，
脉微内竭资真汁，
猪胆还加四合襄。

通脉四逆汤

一枚生附草姜三，
招纳亡阳此指南，
外热里寒面赤厥，
脉微通脉法中探。
面赤加葱茎用九，
腹痛去葱真好手，

葱去换芍二两加，
呕者生姜二两偶；
咽痛去芍桔须加，
桔梗一两循经走；
脉若不出二两参，
桔梗丢开莫掣肘。

十一画
理中丸
吐利腹痛用理中，
丸汤分两各不同，
术姜参草刚柔济，
服后还余啜粥功。
脐上筑者白术忌，
去术加桂四两治；
吐多白术亦须除，
再加生姜三两试；
若还下多术仍留，
转输之功君须记；
悸者心下水气凌，
茯苓二两堪为使。
渴欲饮水术多加，
共投四两五钱饵；
腹中痛者加人参，
四两半兮足前备；
寒者方内加干姜，
其数亦与加参类；
腹满应将白术删，
加附一枚无剩义，
服如食顷热粥尝，

戒勿贪凉衣被实。
黄芩汤和黄芩加半夏生姜汤
枣枚十二守成箴，
二两芍甘三两芩，
利用本方呕加味，
姜三夏取半升斟。
黄连汤
腹痛呕吐藉枢能，
二两参甘夏半升，
连桂干姜各三两，
枣枚十二妙层层。
黄连阿胶汤
四两黄连三两胶，
二枚鸡子取黄敲，
一芩二芍心烦治，
更治难眠睫不交。
猪苓汤
泽胶猪茯滑相连，
咳呕心烦渴不眠，
煮好去滓胶后入，
育阴利水法兼全。
猪肤汤
斤许猪肤斗水煎，
水煎减半滓须捐，
再投粉蜜熬香服，
烦利咽痛胸满痊。
麻子仁丸
一升杏子二升麻，
枳芍半斤效可夸，

黄朴一斤丸饮下，
缓通脾约是专家。

麻黄升麻汤

两半麻升一两归，
六铢苓术芍冬依，
膏姜桂草同分两，
十八铢兮苓母萎。

麻黄汤

七十杏仁三两麻，
一甘二桂效堪夸，
喘而无汗头身痛，
温服休教粥到牙。

麻黄杏仁甘草石膏汤

四两麻黄八两膏，
二甘五十杏同熬，
须知禁桂为阳盛，
略汗全凭热势操。

麻黄连翘赤小豆汤

黄病姜翘二两麻，
一升赤豆梓皮夸，
枣须十二能通窍，
四十杏仁二草嘉。

麻黄附子细辛汤

麻黄二两细辛同，
附子一枚力最雄，
始得少阴反发热，
脉沉的证奏奇功。

麻黄附子甘草汤

甘草麻黄二两佳，
一枚附子固根荄，

少阴得病二三日，
里证全无汗岂乖。

旋覆代赭汤

五两生姜夏半升，
草旋三两噫堪凭，
人参二两赭石一，
枣十二枚力始胜。

十 二 画

葛根汤

四两葛根三两麻，
枣枚十二效堪嘉，
桂甘芍二姜三两，
无汗憎风下利夸。

葛根加半夏汤

二阳下利葛根夸，
下利旋看呕逆嗟，
须取原方照分两，
半升半夏洗来加。

葛根黄芩黄连汤

二两连芩二两甘，
葛根八两论中谈，
喘而汗出脉兼促，
误下风邪利不堪。

十 四 画

蜜煎导方与猪胆汁方

蜜煎熟后样如饴，
温纳肛门法本奇，
更有醋调胆汁灌，
外通二法审谁宜。